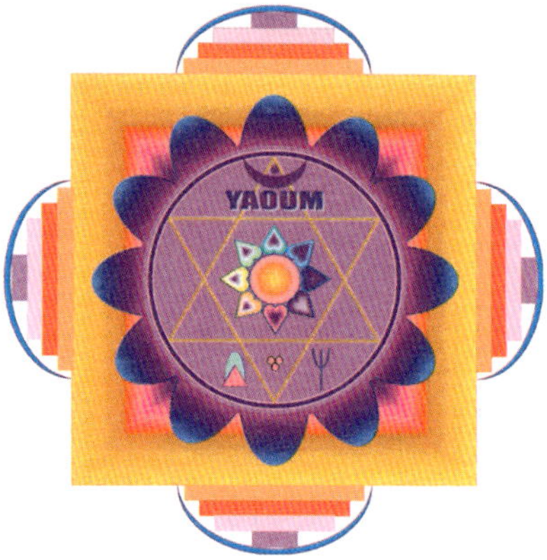
YAOUM

Schriftenreihe Organ – Konflikt – Heilung

Rosina Sonnenschmidt

Herz und Kreislauf – natürliche Autorität

Nr. 6

Narayana-Verlag

Rosina Sonnenschmidt
Nr. 6 • Herz und Kreislauf – natürliche Autorität

978-3-941706-06-4

1. Auflage 2010
2. Auflage 2010
3. Auflage 2017
4. Auflage 2020
5. Auflage 2023

Blumenplatz 2, 79400 Kandern, Tel.: +49 7626 974970-0
E-Mail: info@narayana-verlag.de, Homepage: www.narayana-verlag.de

Coverabbildung Herz © Mehau Kulyk / Science Photo Library

Satz: www.apanoua.de, Christian Korn

Inhaltsverzeichnis

Realitäten entstehen niemals durch das, was man schreibt oder druckt,

sondern Realitäten entstehen durch dasjenige, was lebt.

Und es kann das Geschriebene oder Gedruckte eben nur ein Ausdruck des Lebens sein.

Ist es ein Ausdruck des Lebens, dann ist eine Realität vorhanden.

Ist aber das Geschriebene und Gedruckte nur Geschriebenes und Gedrucktes,

das konventionell in seiner Bedeutung festgelegt wird, dann ist es Kadaver.

Denn in dem Momente, wo ich irgendetwas niederschreibe, mausere ich meine Gedanken[1].

Rudolf Steiner, Vortrag 1923

Diese Worte habe ich mir ebenso zu Herzen genommen wie die Erkenntnis, dass die wesentlichen Dinge nicht durch Worte und Schriften übermittelt werden können. Wenn aber etwas niedergeschrieben wird, muss darin eine Lauterkeit und Aufrichtigkeit walten, so dass der Funke der Begeisterung überspringt und den Leser animiert, eigene Erfahrungen mit den Anregungen zu machen und – das betrifft vor allem Homöopathen – unkonventionelles Denken, Fühlen und Handeln zuzulassen.

Im Zen heißt es: Es sind nicht die Schriften, die einem das Bewusstsein erschließen, es ist das Bewusstsein, das einem die Schriften erschließt.

Diese Erkenntnis betrifft nicht nur Weisheitsschriften, sondern auch Literatur im Allgemeinen. So liest und versteht auch jeder das Organon von Samuel Hahnemann mit seinem Bewusstsein und sondiert, was ihm wichtig ist. Für mich, die ich zunächst die Lebens-Philosophie der Chinesischen Medizin studierte, war das ganzheitliche Denken und die daraus erwachsende Kreativität im Umsetzen in die Handlung stets das Wichtigste. Als ich mich dann der Homöopathic und hier insbesondere der Miasmatik zuwandte, waren die § 287 – 289 des Organons für mich die wichtigsten Wegweiser. Bis zur 6. Auflage fand es Hahnemann für nötig, den Mesmerismus, das magnetische Heilströmen, zu erwähnen. Darin erkannte ich den Geist, der hinter den übrigen strengen Regeln wirkte und aus dem heraus Hahnemann die Homöopathie zur Vollendung brachte. Der homöopathische Gedanke war schon seit Paracelsus lebendig. Doch war es dem Genius Hahnemanns an der Schwelle vom Rokoko zum Bürgerlichen Zeitalter vorbehalten, neue Wege des Denkens und somit auch des Fühlens und Handelns zuzulassen. Geniale Persönlichkeiten waren und sind immer Schwellenüberschreiter oder Transformatoren. Ihnen gelingt der Ebenenwechsel. Heute nennen wir es Paradigmenwechsel. Tatsache ist, dass heute viele Homöopathen und Therapeuten im Begriff sind, Schwellen zu überschreiten, ihrer eigenen Erfahrung zu trauen und jede nur mögliche Kreativität in der Umsetzung ganzheitlicher Behandlung zu erlauben. Daher hat die Ganzheitsmedizin im deutschsprachigen Raum ein hohes Niveau erreicht. Ich bin dankbar, dass ich zu dieser positiven Entwicklung meinen kleinen Beitrag leisten darf. Es ist mittlerweile beinahe selbstverständlich geworden, mit der Ganzheitlichkeit auch ein spirituelles Menschen- und Weltbild zu verbinden, das ein Therapeut in sich trägt und aus dem heraus er/sie handelt.

1 Mit dieser Metapher meint Steiner das Abwerfen von etwas Totem und Überflüssigem gleich den alten Federn, die ein Vogel abwirft, um neue Federn zu bilden.

Das Thema „Organ-Konflikt-Heilung" ist die Synthese meiner ganzheitlichen Denk- und Behandlungsweise. Der große Zuspruch, den ich durch die Seminare und Bücher zu diesem Thema erlebe, zeigt, wie viele kompetente Therapeuten die große Spannweite der Betrachtung eines Organsystems zu schätzen wissen. Mein Funke der Begeisterung für die Physiologie, die emotional-mental-spirituellen Themen hinter Organmanifestationen und die kreativen Lösungsmöglichkeiten springt über und hebt unnötige Trennwände auf, die wir in der Therapieszene aufgebaut haben. Seien es die verschiedenen Sichtweisen in der Homöopathie, die Kooperation zwischen den verschiedenen Therapiearten oder seien es die physiologischen Gesetze des Organismus – dies alles wollte ich vernetzen zu einem versöhnlichen Miteinander, und das ist mir gelungen. Meine Kurse sind deshalb durchdrungen von der Freude an der gegenseitigen Kompetenz, von Humor und Kreativität im Umgang mit chronischen Krankheiten. Ist erst einmal die lähmende Angst vor den zunehmend destruktiven Krankheiten unserer Zeit dem Freigeist der Heilkunst gewichen, erblüht die Freude an der eigenen therapeutischen Arbeit.

Ich wurde inzwischen öfter gefragt, woher die manchmal ungewöhnlichen Assoziationen bei der Ausarbeitung eines Organthemas kommen. Die Grundlage ist meine ganzheitliche Wahrnehmung eines Menschen. Dabei setze ich die Hellsinne genau so selbstverständlich ein wie die physischen Sinne. Ich schaue auf das Potenzial, das ein Patient mitbringt, um seine Krankheit zu meistern. Die Fähigkeit der medialen Wahrnehmung erweitert das Bewusstsein für übergeordnete Zusammenhänge und öffnet zugleich die eigenen Speicher der Kreativität, Dinge, Vorgänge und Synergien in einem ganzheitlichen Behandlungskonzept zu verwirklichen. So, wie es in unserer Medial- und Heilerschulung selbstverständlich ist, ein Feedback zur medialen Wahrnehmung einzuholen, gilt dies auch in der therapeutischen Arbeit. Es reicht mir also nicht die Wahrnehmung, sondern aufgrund der Heilungsprozesse, die Patienten durchlaufen, erkenne ich, ob die Wahrnehmung richtig war. Ich habe in den letzten 26 Jahren gelernt, meiner Wahrnehmung zu vertrauen und deshalb den Patienten zuzutrauen, ihr Höheres Selbst anzusprechen durch schöpferischen Selbstausdruck und allerlei Übungen, denn:

Die Heilung findet zu Hause statt.

Inzwischen haben Hunderte von Therapeuten selber unsere Medial- und Heilerschulung[2] durchlaufen und bestätigen, was mir immer deutlicher bewusst wird: Die Zukunft der Heilkunst liegt in der erweiterten, das heißt medialen Wahrnehmung. Sie macht unabhängig von Apparaten und therapeutischen Geräten, denn diese sind alle mehr oder weniger gelungene Kopien menschlicher Fähigkeiten, die latent im Bewusstsein angelegt sind. Natürlich sind die Kopien auch nützlich, aber durch die Schulung der medialen Fähigkeiten und der eigenen Heilergaben dominieren sie nicht mehr in der Medizin. Darin sehe ich auch die Zukunft eines bezahlbaren Gesundheitswesens in unserer Gesellschaft. Wie gesagt, stehe ich mit diesen Erkenntnissen heute nicht mehr allein, sondern im Verbund mit sehr vielen Therapeuten, die in ihrer Praxis den Vorteil erleben, tatsächlich ganzheitlich, somit auch sensitiv wahrzunehmen. Ganz davon abgesehen wirkt sich die Fähigkeit, Potenziale bzw.

2 Siehe im Anhang

Selbstheilungsquellen beim Patienten zu erkennen, auch außerordentlich positiv auf das eigene Leben aus, da Medialität eine Form von Heilung ist.

Ganzheitliches Wahrnehmen führt zum Verständnis ganzheitlicher Behandlung. Das Konzept kann ganz verschieden ausfallen. Ein ganzheitliches Behandlungskonzept zielt weniger auf die Heilmethode als vielmehr auf das Menschenbild, das man in sich trägt. Was ist der innere Halt, der auch den Stürmen des Lebens standhält? Bin ich eingebunden in das große Ganze der Natur? Vertraue ich der Weisheit der Natur und ihrem Ebenbild im Menschen? Bin ich der eigenen Spezies Mensch mit allen ihren Qualitäten und Abirrungen zugeneigt? Diese Fragen muss jeder für sich im Leben und im Heilberuf beantworten. Meine eigene Lebenserfahrung hat mich gelehrt, durch die äußeren Erscheinungen hindurchzuschauen auf die positiven Potenziale, die jeder Mensch besitzt. Es gibt daher für mich den kranken Menschen so, wie er äußerlich vor mir erscheint und es gibt den völlig unversehrten, spirituellen Menschen, der wie ich, wie wir alle, auf der Suche nach dem inneren Schatz, nach der Einheit, dem Frieden und der Lichtnatur ist – wie wir ES auch benennen mögen. Wer hat nicht schon den Weg der Krankheit in seinem Leben gewählt, um mehr vom Sinn des Lebens zu verstehen? Wer ist nicht schon durch Leiden zu spirituellen Erkenntnissen gekommen? Nur sind diese Erkenntnisse frei von religionsphilosophischen Überbauten, Glaubensbekenntnissen und Ge- und Verboten. Heilung heißt Freiheit und Leichtigkeit, egal, wie der Prozess ausgestaltet ist. Wenn wir uns selbst als Therapeuten und Heiler das zugestehen, gestehen wir auch anderen zu, dass sie krank werden, bisweilen auch sehr schwer krank oder gar auf ihrem Weg des Sterbens sind.

Antworten darauf zu finden, bedeutet, von der Ebene des Therapierens auf die der Heilkunst zu wechseln. Kunst ist das Anstreben und der Ausdruck höchster Ordnung. Die Intention liegt beim Künstler und Heilkünstler, aber ob es sich um Kunst handelt, entscheidet der Betrachter, der Zuhörer, indem er erlebt, was diese Kunst mit ihm macht, was sie in ihm zum Erleben bringt. Kunst ist weit mehr als eine Geschmackssache! So ist es auch in der Heilkunst. Welche Ebene der Heilung strebe ich an, was ist meine innerste Intention im Heilberuf? Für mich ist es eine spirituelle Aufgabe, die Seele des Menschen zu erreichen. Deshalb animiere ich den Patienten immer zu einem schöpferischen Prozess des Selbstausdrucks, denn das ist Seelennahrung. Es entspricht auch meiner Intention, den großen Bogen von der materiellen, physiologischen und pathophysiologischen Ebene bis zum spirituellen Betrachtungsort zu spannen und stets die Schönen Künste in irgendeiner Form, die zum Thema passt, einzubeziehen.

Ich finde es faszinierend und inspirierend, zunächst auf das zu schauen, was ein Mensch an Potenzialen mitbringt, aus welcher Quelle er schöpfen kann, um sein Leben zu leben und zu bewältigen. Mag sein, dass der Zugang zu dieser Quelle momentan durch eine Krise oder Krankheit aus dem Bewusstsein geraten ist. Aber sie ist da. Mehr noch, ihre „Stimme", die wir das „höhere Selbst" oder die Intuition nennen, spricht eine deutliche Sprache und macht sich bemerkbar – und sei es auch in Gestalt heftiger Krankheitssymptome und Schmerzen. Der Fokus ist nach außen auf jemanden oder etwas fixiert und man hört diese Stimme momentan nicht, sondern geht seinen Leidensweg. Das ist menschlich und haben wir alle schon in verschiedenen Graden erlebt. Jemanden, der so in die Sackgasse geraten ist, ganzheitlich zu behandeln, heißt für mich, mehr zu sehen, hinter die Kulissen fühlen, hören und sehen zu können und wahrzunehmen: Was bringt dieser Mensch an Qualitäten, Fähigkeiten, Gaben und Talenten, kurz: an positiven Potenzialen mit, um aus dieser Sackgasse herauszukommen? Auf diese Weise erschließt sich auch eines Tages der tiefere Sinn der Erkrankung.

Seit 15 Jahren, seit Harald Knauss und ich die Medial- und Heilerschulung entwickelt haben und leiten, nimmt die Zahl der Therapeuten zu, die ihre Hellsinne schulen wollen. Es ist nicht nur die Faszination, mit den inneren Sinnen wesentlich mehr wahrzunehmen als mit den physischen. Es ist vor allem für das eigene spirituelle Wachstum wunderbar, durch Krankheit, Leiden und Not hindurchschauen zu können auf das, was heil und ganz ist und diese Kräfte allein schon dadurch zu mehren, dass man diese Ebene wahrnehmen kann. Die therapeutische Arbeit wird um ein Vielfaches erfolgreicher, weil man nicht nur sieht, was alles im Argen liegt, sondern auch die Potenziale, die ein Patient mitbringt, um wieder heil und ganz zu werden. Auf diese Weise reift ein ganzheitliches Bewusstsein heran, das ich spirituell nenne, weil es sich mit Vertrauen wieder in das große Ganze der Natur einbindet, deren Spiegel der menschliche Organismus ist. Bei der Natur in die Lehre zu gehen, heißt täglich zu staunen und bescheiden zu werden. Denn so wie der Körper im Verbund mit dem Geist heilt, stellt er alle Mittel und Maßnahmen, die wir in der Heilkunde gefunden haben, in den Schatten.

Einige Erkenntnisse wurden mir durch Beobachtung von Krankheits- und Heilungsverläufen zuteil:

- Es liegt ein tiefer Sinn darin, wo sich im Organsystem eine Krankheit manifestiert.
- Die Bewusstseinsebene mit dem Aspekt der Bildung von Gedankenmustern ist eng verbunden mit emotionalen und zellulären Schwingungen. Daher manifestiert sich eine Krankheit physisch genau dort, wo eine optimale Resonanz von Energie und Materie besteht.
- Alle Organsysteme schwingen im gesunden Zustand wie in einem Musikstück harmonisch zusammen, weil sie Synergien bilden und harmonikalen Gesetzen folgen.
- Wie in einem mehrstimmigen Musikstück haben die zu einem Organ gehörigen Zellverbände auch eine eigene „Stimme", das heißt eine Eigenschwingung, Motilität bzw. Rhythmik.
- Die Zusammengehörigkeit von zellulärer Eigenschwingung (Organ), Emotion und Gedankenmuster bildet ein menschliches Thema oder Potenzial. Dieses kann sich zu einem Konflikt wandeln oder zu einer Lösung, kann krank machen oder heilen.
- Genau dort, wo der Konflikt ist, ist auch die Lösung vorhanden. Sie zu verwirklichen ist der eigentliche Heilungsprozess. Somit reicht es nicht, eine Lösung theoretisch zu kennen, sie muss erlebt und durchlebt werden, damit sie wirklich wird.
- Der Organismus verfügt über höchst intelligente Selbstregulationen. Daraus entstehen Heilungsversuche, die ich als biologische Lösungen betrachte. Eine biologische

Lösung bringt jedoch noch keine Heilung. Nur eine intelligente, vom ganzen Bewusstsein vollzogene Lösung bewirkt Heilung auf der mentalen, emotionalen und körperlichen Ebene.

- Jede chronische Krankheit beginnt mit einem harmlosen menschlichen Thema – meistens hat es im realen oder übertragenen Sinne mit der Haut zu tun –, das jedoch weder mental noch emotional gelöst wird, sich dadurch immer mehr vergrößert und verfestigt und allmählich in die entsprechende zelluläre Manifestation sinkt. Hierbei bedient sich das menschliche Energiesystem sinnvoller Kompensationsstrategien, um zu überleben.
- Meine Aufgabe als Therapeutin sehe ich darin, für die Reise der Heilung von der schwerwiegendsten Krankheitsmanifestation aus schrittweise physisch, emotional und mental Impulse zu setzen, damit sich das gesamte Energiesystem auf eine immer leichtere Ebenen bewegt, bis die Krankheit es über die Haut verlässt.

Diese Erkenntnisse führten mich zu Beginn meiner therapeutischen Laufbahn zu den Quellen der Chinesischen Medizin mit ihrer Entsprechungslehre, der deshalb in jedem Band ein Platz eingeräumt wird. Im Laufe von 4500 Jahre entwickelte sich diese geniale Entsprechungslehre durch die immer feiner differenzierte Sicht, dass ein Organsystem/Meridian und ein emotional-mentales Thema eine unlösbare Einheit bilden. Alles Lebendige geschieht rhythmisch und in Kreisläufen. Dabei wird es von polaren Kräften (Yin – Yang) gesteuert. Diese Erkenntnisse gewann man ohne Mikroskop, Ultraschall, Gehirntomografie und Sezieren von Leichen. Allein durch die Meisterschaft der Beobachtung des hermetischen Grundsatzes „Wie innen so außen, wie oben so unten" und der Vernetzung von Erkenntnissen schufen die Chinesen diese Naturlehre, die bis heute ihre Aktualität bewahrt hat. Sie bildet die Basis meiner homöopathischen Denk- und Arbeitsweise, da in ihr die Zuordnung Organ – Konflikt – Lösung/Heilung sozusagen „auf einen Blick" vorliegt. Das zirkuläre Bewusstsein der Entsprechungslehre hilft mir, nicht in das lineare Denken „Symptom – Mittel – Symptom – Mittel" abzugleiten, sondern die verschiedenen Seinsebenen des Menschen und den geistigen Aspekt der Körperorgane wahrzunehmen und zu behandeln.

Abgesehen von der chinesischen Zuordnung von Organ, Konflikt und Lösung integriere ich in meine Arbeit selbstverständlich auch die neuen Erkenntnisse der Neurophysiologie und Gehirnforschung, durch die vor allem die Beziehung von Organ und Konflikt intensiv untersucht wurden und immer noch werden.

Aufbau und Inhalt der einzelnen Schriften sind so angelegt, dass sowohl Therapeuten als auch Laien davon profitieren. Inhaltlich werden immer folgende Themen besprochen:

- Das Organsystem aus physiologischer und spiritueller Sicht
- Die mit einem Organsystem verbundenen Krankheiten
- Die emotional-mentale Thematik eines Organsystems
- Organbezogene Konflikte und ihre Lösung
- Miasmatische, organotrope und konstitutionelle Homöopathie
- Ernährungsratschläge
- Naturheilkundliche Therapien

Die Gewichtung der einzelnen Themen kann ganz verschieden sein, aber sie bilden immer einen beweglichen, dogmafreien, flexiblen geistigen „Organismus", der, so hoffe ich, Kollegen und Kolleginnen weiterhin zu eigenen Ideen und Taten inspiriert. Denn das ist der tiefere Sinn meiner Lehrtätigkeit. So geht es also nicht um eine der üblichen Darstellungen der Physiologie des Organismus, denn das kann jeder in Fachbüchern nachlesen. Mein Bemühen liegt darin, die Organsysteme als lebendige Wesen mit Charakterzügen, Konflikt- und Lösungspotenzialen aus der Verdinglichung zu lösen und sie in einen größeren Zusammenhang zu stellen. Dabei erlaube ich mir alle Freiheit kreativer Betrachtungsweisen und Assoziationen, weil es mir das Staunen über das Wunderwerk der Natur bewahrt und den spirituellen Zugang zum Körper verschafft.

Vorwort zu diesem Band

Die Herzthematik hätte eigentlich als Band 1 erscheinen müssen, weil diese Schriftenreihe meine Herzensangelegenheit ist. Doch wollte ich die Zahl 6 für dieses Thema anstreben, weil sich damit ein tiefgreifendes Erlebnis verbindet: 1972 führte ich die erste Feldforschungsarbeit in Nordindien durch und traf nach wenigen Wochen einen Handleser. Er las in meiner Hand unter anderem, dass ich von einer schweren Herzkrankheit genesen war und die Zahl 6 in meinem Leben immer eine große Rolle spielen werde, sozusagen meine Glückszahl sei. Er bezeichnete sie als die „Zahl der künstlerischen Begabung" und als Ausdruck höchster Ordnung, wie sie in der Kunst waltet. Weder damals noch heute verstand ich etwas von Numerologie oder Kabbala, aber es bewahrheitete sich die kraftvolle Energie der Zahl 6, die nach der indischen Numerologie für schöpferische Kraft, Vollendung und für die Verbindung der Schönen Künste mit den Heilkünsten steht. So wählte ich auch bewusst Herz und Kreislauf für den 6. Band dieser Reihe.

Über das Herz ist inzwischen viel geforscht worden und man rückt immer weiter ab von der materialistischen Sicht, das Herz sei nur ein Muskel mit Pumpfunktion in einem geschlossenen Kreislauf. Inzwischen wissen wir es besser: Nicht das Herz bewegt den Blutkreislauf, sondern der Kreislauf bewegt das Herz. In der Embryoentwicklung bilden sich zuerst Blutinseln auf dem Dottersack; daraus werden Blutbahnen, in denen es zu strömen beginnt. Dann erst wenden sie sich nach innen in den Embryokörper, also in den Hohlraum, der wie alle Hohlräume eine Sogkraft besitzt. Im Hohlraum bilden sie ein Zentrum, das zu pulsieren beginnt und die Bildekräfte für das Herz bereit hält. Das ist die eine Tatsache.

Eine andere ist die, dass die Zwerchfellbewegung bzw. die Atembewegung das Herz rhythmisiert, denn die Herzspitze liegt dem Zwerchfell auf. Es hat 4500 Jahre gebraucht, um mittels moderner Technik das hörbar zu machen, was sich innen im Herzen abspielt und was die alten Chinesen mit der Herzenergie verbanden: unbeschwerte Lebenslust und das höhere Selbst. Das Herz schmatzt und gluckert, seufzt und stöhnt, ächzt und lacht, wenn man in es hineinhorcht und die Herzschläge nicht nur mit dem Stethoskop abhorcht. Für Herzpatienten ist das zunächst überraschend; nur wenige Kardiologen diagnostizieren das Herz nach Gehör der Blutbewegung im Herzen und die Reaktion der Patienten offenbart recht deutlich, ob sie sich zum Lebensgenuss, der ja ebenfalls mit schmatzenden Geräuschen (Küssen) und feucht-fröhlichen Liedern verbunden ist, hingezogen fühlen oder nicht. Doch sollte das nicht über die tiefere Bedeutung des Herzens hinwegtäuschen: Bei allem Frohsinn und Lebensgenuss gilt das Herz als Kaiser in der Chinesischen Medizin. Der Kaiser trägt Verantwortung für seine Untertanen und sein Reich. Lebt er seine natürliche Autorität, kann sich seine Lebensfreude, ja, überhaupt seine Tugend der Freundlichkeit und Heiterkeit ganz natürlich offenbaren. Anders ist es, wenn keine innere Mächtigkeit den „Kaiser" trägt. Dann muss er Macht ausüben, was bald zu Kaltherzigkeit führt. Von höchster Instanz aus betrachtet ist das Herz das Kaiser-Ich, der Herzgeist, die höchste Instanz in uns Menschen, die wir zu erfahren trachten. Es reicht nicht, das zu wissen, man muss es erfahren. Die Erfahrung geschieht durch innere

Einkehr. So wie das Herz im Körper geschützt im Herzbeutel (Perikard) das Innerste des physischen Menschen ausdrückt, ist es auch im geistigen Sinne das innerste Herzensanliegen, das Einssein in der Welt der Dualität zu erfahren und dabei die natürliche Autorität in sich zu entdecken. Wie auch immer der spirituelle Weg zu dieser Erfahrung kulturell und individuell geprägt sein mag, das Ziel ist diese Selbst-Erfahrung, diese Selbst-Wesensschau, die einem auch den Sinn von Leben und Tod erschließt.

Mit dem Herzen etwas zu tun, zu sagen oder zu fühlen, das führt zur höheren Bedeutung und weckt die Tugend der Aufrichtigkeit, Lauterkeit (Lauterkeit des Herzens), Reinheit und Liebe ohne Nutzdenken oder Kalkül. Die Herzenergie ist die höhere Oktave der Solarplexus-Energie. Letztere steht für den zwischenmenschlichen Kontakt, für Nähe und Distanz und entwickelt in uns die Unterscheidungsfähigkeit zwischen Ich und Du, selbst und fremd. Eine stabile Solarplexus-Energie bedeutet ein stabiles Immunsystem, denn auch dieses hat als zentrale Aufgabe, selbst von fremd zu unterscheiden und zu trennen. Herzensangelegenheiten dringen viel tiefer in uns ein bzw. strömen aus uns heraus; sie vertragen keinen Hauch von Arglist und negativer Absicht. In der zwischenmenschlichen Begegnung geht es um liebevolle Zuneigung, um tiefe Liebe füreinander, auch um die Liebe zu den Geschöpfen der Natur, um die allumfassende Liebe.

Große Worte, tiefe Gefühle, hehre Gedanken!

Wie bedeutsam das Herz für das Menschsein ist, drückt sich im allgemeinen Sprachgebrauch aus. Wenn ein Mensch herzlos ist oder herzlos handelt, trifft uns das mehr, als wenn jemand kopflos herumrennt oder nicht mit beiden Beinen auf der Erde steht. Auch frühere Stammesrituale, bei denen ein Mensch geopfert wurde, indem man ihm das Herz aus dem Leib schnitt und sein Blut trank, zeigten immer den Niedergang einer Kultur an, mochte sie wie im Falle der Mayas und Inkas noch so hoch entwickelt sein. Auch das Gegenteil gibt es in der Menschheitsgeschichte, indem sich beispielsweise die Stammeskultur der Kannibalen weiter entwickelte, als sie sich nicht mehr das Herz eines anderen Menschen einverleibte, um dessen Lebenskraft zu besitzen. Die geistige Form dieser Handlung erkennen wir daran, dass wir das Herz von jemandem im Sinne der Zuneigung gewinnen wollen. Wir sehen, es gibt viele Abstufungen und Ebenen, das Herz des Menschen zu betrachten. In den meisten Fällen beschreiben sie menschliche Qualitäten oder, wenn Herzlichkeit oder Herzenswärme fehlen, die tiefsten Abgründe des Menschseins. In den seltensten Fällen interessiert uns das materielle Herz im Körper, das wohlbehütet im Herzbeutel rhythmisch pulsiert. Solange der Herzschlag unauffällig ist, fühlen wir uns den Anforderungen des Lebens gewachsen. Dringt aber der Herzschlag in Gestalt von Herzstolpern oder Herzrasen oder Herzarrhythmien in unser Bewusstsein, sind wir hellwach und voller Angst. Das Herz zu spüren bedeutet zugleich, noch lebendig zu sein. Heilung von diesen Symptomen führt dahin, dass das Herz wieder unauffällig schlägt. Darin offenbart sich seine natürliche Autorität. Wählen wir noch einmal das Bild des Kaisers: Er ist das Zentrum seines Reiches. Seine Mächtigkeit (Herz) ist im ganzen Land (Organismus), in allen Gesellschaftsschichten, in allen Künsten zu spüren, aber nur selten bekommt jemand den

Kaiser zu Gesicht. Er hat es nicht nötig, sich zur Schau zu stellen, es genügt seine von ihm ausstrahlende Energie. Dies gilt auch für jeden einzelnen Menschen, der seine natürliche Autorität lebt. Tritt jedoch ein Kaiser prunkvoll in Szene, übt er durch unmenschliches Verhalten Macht auf seine Untergebenen aus, zeigt sich darin seine Schwäche, die er durch Grausamkeit kompensiert. Der Kaiser verliert den Kontakt zur Erde, zu seinem Menschsein und dadurch seine göttliche Bestimmung. Das gilt auch für den Anspruch, Stellvertreter Gottes auf Erden zu sein und sich als unfehlbar zu bezeichnen. Das beschwört alle menschlichen Schatten herauf und kann nicht aufrecht erhalten werden, weil die Polarität das irdische Leben auszeichnet und wir durchaus fehlbar sind. Das macht uns menschlich. Wer sich auf den hohen Thron der Unfehlbarkeit erhebt, hat den Bezug zum Menschlichen und zur Erde verloren. Bezeichnenderweise zieht diese arrogante Haltung eine lange Blutspur hinter sich her.

Im alten Ägypten gab es die Vorstellung, dass, wenn ein Mensch die körperlose Welt betritt, sein Herz gewogen wird, um die Qualität des Bewusstseins zu messen, mit dem er sein Leben gelebt hat. Wog das Herz zu schwer, neigte sich der Waagebalken der Erde zu. Das bedeutete für den Verstorbenen, dass er nicht eher erneut inkarnieren kann, bis er sein Herz durch gute Taten im Jenseits erleichtert hat. Mit reinem und leichtem Herzen soll er die nächste Menschwerdung antreten. Was für eine wunderbare Sichtweise der Inkarnationslehre!

Im Herzen regiert das Prinzip des „Alles oder Nichts“. So wie das Herz nicht ein bisschen schlagen kann, gilt dies auch im übertragenen Sinne: Entweder hat jemand ein Herz oder er hat kein Herz. Es klingt unglaubwürdig, wenn jemand nur ein bisschen herzlich ist oder nur ein klein wenig herzhaft lacht oder etwas zu wenig herzhaft in einen Apfel beißt. Rund ums Herz sind wir immer eindeutig in der Sprache und in dem, was wir damit ausdrücken wollen. Das gilt auch für den Ausspruch, etwas auf Herz und Nieren zu prüfen. Dabei geht es immer um existenzielle Lebensthemen, um innere Werte, selbst wenn es sich um eine Geldanlage oder die Wahl eines Lehrers handelt. Die Prüfung muss solchen Werten wie Lauterkeit, ehrlicher Absicht und Echtheit standhalten. Wenn wir statt mit dem Verstand mit dem Herzen auf Menschen, Tiere, Pflanzen und auf Lebenssituationen schauen, dringen wir immer zum Wesenskern vor. Im Japanischen gibt es für diese Sichtweise einen eigenen Begriff, den wir mit „Herzgeist“ (kokoro) übersetzen können. Was wir mit dem Herzgeist wahrnehmen, ist echt und authentisch. Darum hat man in unserer Kultur das Herz außer mit Liebesfähigkeit, Mitgefühl und Heilkraft auch mit dem Gewissen in Verbindung gebracht. Gewissenlosigkeit geht Hand in Hand mit Hartherzigkeit oder Herzlosigkeit. Dabei fehlt der Zugang zum Fühlen, was man sagt und was man tut. Ein eindrückliches Beispiel von Kaltherzigkeit gab zum Beispiel Heinrich Himmler, der nach der Terrorisierung und Folterung von KZ-Häftlingen übergangslos als recht guter Geiger im Streichquartett romantische Musik spielte. Das Grausame war abgespalten (Sykose!); es waren quasi zwei Personen mit gleichem Namen, die das Hässlichste und das Schönste krass nebeneinander lebten. Das geht nur, wenn das Herz versteinert und mit ihm das Gewissen verstummt. Andererseits gibt es keine stärkere Heilkraft als die des Herzens.

Ich hatte dazu ein prägendes Erlebnis als Kind. Ich litt nach einer schweren Diphtherie an Anämie, Hypotonie und kalten Händen und Füßen. Eines Tages kam ein neuer Landarzt in unsere Siedlung. Meine Eltern brachten mich zu ihm zwecks Untersuchungen, weil die Krankheit das Herz vernarbt und die Herzklappen verformt hatte. Das tiefgreifende Erlebnis bestand darin, dass ich immer sofort warme Hände und Füße bekam, sobald mich der Doktor mit freundlicher Stimme begrüßte. Wenn dann mein Stiefvater über die kalten Extremitäten berichten wollte, schaute der Arzt ihn lachend an und sagte: Ihre Tochter muss nur viel singen, dann werden die Hände und Füße schon warm. Das konnte ich Jahrzehnte später als Sängerin bestätigen. Aber damals war es die Ausstrahlung und warmherzige Stimme des Arztes, die mich wie ein Heilstrom durchflossen. Da ich nun meine Eltern über Gebühr häufig bat, zum „lieben Doktor" gehen zu dürfen, fragte mich dieser eines Tages in der Praxis, warum ich denn schon wieder kommen wollte. Ich sagte ihm: Sie machen mich so schön warm, woraufhin er still vor sich hin lächelte. Ja, das sind die echten Heiler, bei denen die Heilmethode zweitrangig ist. Sie haben das, was wir ein „großes Herz" nennen, das warm den leidenden Menschen umhüllt und durchströmt. Ich bin solchen Ärzten aus Berufung oft im Leben begegnet, weil mein Blick nicht auf das äußere Handwerk gerichtet ist, das kann man lernen, sondern darauf, ob jemand von innen heraus, von Herzen gerne mit Menschen oder anderen Geschöpfen zu tun hat.

Ich möchte zur Einstimmung auch noch eine andere Begebenheit schildern, die ich 1972 in Indien auf dem Lande erlebte und die mich lehrte, in spirituellen Belangen bzw. in Lebensfragen mit dem Herzen zu prüfen, auf welchen Lehrer ich mich einlasse und was ich zu meiner Herzensangelegenheit mache:

In Kalkutta gab es einen Gebäudeflügel der Ramakrishna-Mission für junge Forscher aus aller Welt. Unter uns war ein Kanadier, der erzählte, er sei eigentlich nur in Indien, um einen berühmten Yogi zu treffen. Von ihm wurde berichtet, er sei ein großer Meister und sei im Gegensatz zu Asketen ein Genießer – was unter den Yogis in der Tat eher selten ist. Es traf sich, dass ich wegen meiner Feldforschung weit außerhalb von Kalkutta zu tun hatte und an eben diesem Ort, so hieß es, residiere der Yogi in einem schönen Aśram. Der Kanadier reiste also mit mir. Während ich mich nach dem Wohnsitz der Theosophischen Gesellschaft erkundigte, fragte der junge Mann ein paar Leute, wo denn der berühmte Meister wohne. Man wies mit unbestimmter Geste irgendwohin in Richtung eines kleinen Sees. Wiederum fügte es sich, dass ich mit meiner Arbeit fertig war und Zeit für einen Besuch bei dem Yogi hatte. So gingen wir einen Pfad, der zum See führte. Wir sahen eine völlig zerlumpte, schmutzige Gestalt am Ufer sitzen. Beim Näherkommen drehte sich der Mann im Sitzen halb um und fuchtelte wild mit der Faust herum. Ich verstand auf Hindi, ich möge zurückbleiben. So setzte ich mich auf den Boden und sah wie der junge Mann zu dem alten Mann ging. Das konnte unmöglich der Yogi sein!

Nach einer Weile kam der Kanadier mit vor Entsetzen geweiteten Augen auf mich zu gerannt. Er war außer sich, grün im Gesicht und kurz vorm Erbrechen. Hinten hörte ich Lachen, ein außerordentlich herzliches und ansteckendes Lachen. Der zerlumpte Mann stand auf und schritt auf uns zu. Da nahm ich wahr, dass er mitnichten ein Bettler war. Auf etwa drei Meter Entfernung blieb er stehen. Doch das belustigte Funkeln seiner Augen war gut zu sehen und sein Lachen gut zu hören.

Was war geschehen?

Der Kanadier hatte den Mann am Ufer gefragt, ob er der Yogi G. sei. Der drehte sich nur halb zu dem Besucher um und reichte ihm einen halb verfaulten, ekelhaft stinkenden Fischkopf, den er aus einem schmutzigen Eimer voller Fischreste heraus genommen hatte. Da der Kanadier wie paralysiert auf den Fisch stierte und ihn nicht dankend annahm, aß der Yogi selbst laut schmatzend und vor Lust stöhnend den Fischkopf. Dabei lachte er in sich hinein. Dem jungen Forscher wurde hundeelend und deshalb rannte er fort.

Wir hatten die Ehre, eine Weile mit dem Yogi zu sprechen und er sagte: „Nur, was du vom Herzen her tust, ist von Bedeutung und hat die Kraft der Überwindung all dessen, was dir wichtig oder unangenehm scheint – so wie das elende Essen hier, mein Prüfstein für jeden Schüler."

Der junge Forscher erkannte, dass ihm die Schulung doch nicht so wichtig war, als dass er alle Gewohnheiten dafür hätte aufgeben mögen. Das ist eine ehrliche und spirituelle Entscheidung, denn es geht tatsächlich bei einer spirituellen Schulung darum, auch in den Zeiten der Langeweile und Frustration von ihr getragen zu sein. Sich ihr vollkommen hinzugeben ohne Wenn und Aber, ist eine Entscheidung des Herzens, nicht des Kopfes bzw. Intellekts. Wir kennen das aus dem Leben: Was wir von Herzen tun, hat eine viel größere Gültigkeit. Für meinen eigenen spirituellen Entwicklungsweg war diese Begebenheit prägend, indem ich beschloss: für mich nur den besten Lehrer! Kaum kehrte ich von der ersten Forschungsreise zurück, tauchte auch tatsächlich die für mich beste und äußerst strenge Zenmeisterin Kôun-An Dôru Chicô Rôshi (Brigitte D´Ortschy, 1921-1990) auf, die mir den Weg gehen half, den ich immer noch gehe. Da ich ihr den ungetrübten Blick für das Echte, das Streben nach Einfachheit verdanke, wähle ich für diesen Band jene Worte, die wir in jedem Sesshin und Zazen-Kai (intensive Tage innerer Einkehr) rezitierten: das Herz-Sūtra. Es bildet zwar das „Herzstück" der Worte von Buddha Gautama, aber sie gehören keiner bestimmten Religionsphilosophie an. Sie sind zeitlos gültig, da sie über Jahrtausende immer wieder von Menschen selbst erfahren wurden und sich in einer lückenlosen Reihe von Zenmeistern widerspiegeln. Das Herz-Sūtra[3] ist eine der Weisheitsschriften, die die innige Verbindung von Himmel und Erde, von unserem wahren Wesen und Menschsein ausdrückt. Es heißt nicht zufällig so, dass das Herz die Kraft hat, die größten Extreme zu vereinen, das Einssein in der Vielheit zu bewahren. Das zeigt sich auch darin, dass die stofflichen, analytischen, emotionalen und spirituellen Aspekte des Themas „Herz und Kreislauf" versöhnlich und in friedlicher Eintracht auf diesen Seiten zum Ausdruck kommen dürfen. Das ist mein Herzensanliegen als Autorin.

Meine Erkenntnis als Homöopathin und ganzheitlich denkende und handelnde Therapeutin ist:

3 Sūtra ist ein Sanskrit-Wort und bedeutet „Leitfaden" oder „Lehrgedicht", denn alle alten indischen Schriften sind in Versform abgefasst. Die Ausschnitte zu den Kapiteleinleitungen habe ich selbst aus dem Sanskrit übersetzt.

Die wichtigste Herzensangelegenheit sollte einem dieses jetzige Leben sein, das man gerade durchläuft. Das scheint für die meisten Menschen nicht selbstverständlich zu sein. Das Bewusstsein ist ganz nach außen gerichtet, aber „Hand aufs Herz", brauchen wir nicht oft erst eine Krankheit, um wieder dankbaren Herzens unser Leben anzunehmen?! Dankbarkeit ist eine Herzensgabe, die glücklich macht. Je tiefer wir in die Herzthematik eindringen, umso achtsamer gehen wir mit solchen Formulierungen wie „Herzliche Grüße" oder „Herzliche Glückwünsche zum Geburtstag" oder „Herzlichen Dank" um. Das Herz sollte dabei sein, wenn wir solche Worte sagen oder schreiben und sie sollten nicht zu Floskeln werden. Als Symbol bestimmt das Herz alle zwischenmenschlichen Beziehungen, die mit positiven Bildern und Gefühlen besetzt sind. Auch darin zeigt sich seine Ausnahmesituation, denn kein anderes Organ oder Organsystem wurde so stark stilisiert und so selbstverständlich in das alltägliche Leben integriert.

So wie das Herz physisch und psychisch die höchste Instanz in unserem Organismus ist, mag auch das Herz-Sūtra uns inspirieren, die höchste Instanz in unserem Bewusstsein durch fortwährendes „Leben üben" zu erkennen.

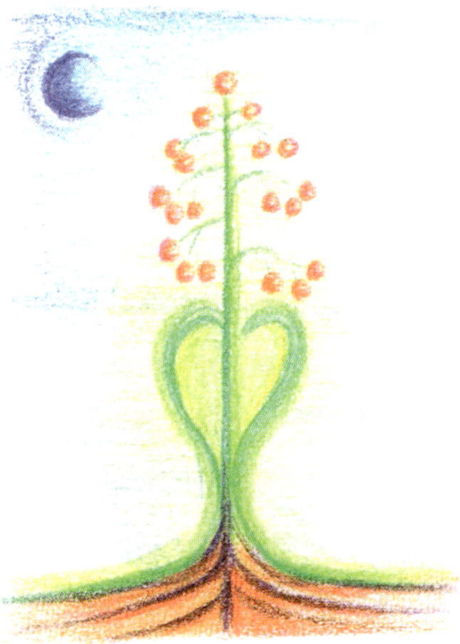

Harmonie

Oh Inkarnierter,
der physische Leib ist leer,
leer ist jegliche Form;
Erscheinung ist nicht verschieden
von Leerheit,
Leerheit nicht verschieden
von Erscheinung;
was Form ist, ist leer,
was leer ist, ist Form.
So ist es bei Empfindung,
Wahrnehmung,
Denken und Wissen.

1. Harmonikale Ordnungen von Herz und Kreislauf

In der Biologie und Medizin findet derzeit ein äußerst interessanter Paradigmenwechsel statt: Der Begriff der Homöostase, die Tendenz des Organismus, Körperparameter immer gleichzuhalten, wird aufgrund neuer Erkenntnismodelle in Frage gestellt und durch das Konzept der Homöodynamik ersetzt. Panta rhei, alles fließt, alles schwingt im Organismus. Diese Idee eines schwingenden Lebens ist viel besser kompatibel mit den Konzepten einer „musikalischen Medizin“, als der alte Begriff der Homöostase.

Bossinger und Eckle,
Schwingung und Gesundheit

Wie bereits in Band 4 dieser Reihe („Das Atemsystem“) ausführlich dargelegt, profitieren wir in der Ganzheitsmedizin von den unermüdlichen Forschungen der „Harmonikalen Gesetze“ in der Natur, somit auch im menschlichen Organismus. Es amüsiert mich immer wieder, dass wir taub und blind gegenüber uralten Erkenntnissen in der Heilkunde sind und erst erwachen, wenn wir Forschung betreiben, um ein mechanistisches Weltbild ins Wanken zu bringen. Warum einfach, wenn es kompliziert geht? Indem man nun (endlich) wissenschaftlich bewiesen hat, dass alles im Körper schwingt, synergetisch vernetzt und in offenen Kreisläufen angelegt ist, neigt man dazu, den alten Begriff der Homöostase gleich dem Kinde mit dem Bad auszuschütten. Man hätte auch auf die Idee kommen können, in der Homöostase das labile Gleichgewicht der Lebenskräfte im Dasein des Menschen zu erkennen. Es ist auch nicht neu, in der Koordination ein Grundprinzip der Körperrhythmik zu erkennen. Tatsächlich ist der Organismus mehr als die Summe seiner Einzelteile. Wie hilfreich, dass die Naturwissenschaft dies zu begreifen beginnt – zunächst nur durch neue Konzepte, die alte aufheben. Was ein Konzept taugt, erweist sich erst in der Anwendung, also in der Behandlung. Man könnte auch Paracelsus vertrauen, der schon vor 500 Jahren sagte, aus der Praxis entstehe die Theorie, nicht aus der Theorie die Praxis. Sei´s drum, unser westlicher Geist liebt Theorien und Konzepte, Messungen und technische Beweise. Es entspricht unserem Bewusstsein und wir als Therapeuten können die Forschungsergebnisse in die Tat umsetzen, der wichtigste Akt von Wissen aus erster Hand.

Was ist nun neu und für uns aufschlussreich?

Mikrorhythmus wirkt mit Makrorhythmus zusammen und es wird immer evidenter, dass unser Organismus im Bereich der Zeit genauso komplex gestaltet ist wie im Bereich des Raumes (damit ist die Körpergestalt gemeint, R.S.). *Da unser optischer Sinn ein hohes Wahrnehmungsvermögen im Bereich des Räumlichen hat, jedoch ein geringes im Zeitlichen, ist uns bisher die zeitliche Dimension des Menschen nur dort nicht entgangen, wo „Zeit zum Raum wird“, wie es Richard Wagner im Parzival ausdrückt. Dies geschieht nicht nur in Bäumen in Gestalt der Jahresringe, sondern auch in der menschlichen Niere in den Harnsteinen, in denen sich der Tagesgang der Harnsäurekonzentration als Schichtung äußert.*

Bossinger und Eckle, ebenda

Unser Organismus ist ein Meisterwerk harmonikaler Lebensordnungen in Raum und Zeit, denn beide Parameter sind Zeichen der Inkarnation, der sichtbaren phänomenalen Welt. Sie offenbaren sich in ganzzahligen Proportionen, die zum einen den inneren Zusammenhalt lebendiger Systeme widerspiegeln und zum andern bestätigen, was seit Urzeiten von Menschen erkannt wurde: Die ganze Welt ist Klang. Proportionen lassen sich in Klänge, Formen und Farben umsetzen. Indem wir das in unserem physischen Leib wieder entdecken und als naturgegeben akzeptieren, fällt es leichter, sich der Weisheit, den Selbstheilungskräften und der inneren Logik des Organismus als Abbild der großen Natur anzuvertrauen. Die harmonikalen Lebensordnungen erlösen den menschlichen Organismus aus seiner Versachlichung und reduktionistischen Betrachtung. Es sind die ganzzahligen Proportionen, die uns den Weg zu emotionalen, mentalen und spirituellen Aspekten der Organsysteme weisen und den Maßstab bilden, an dem pathologische Veränderungen zu messen sind. Wird Krankheit an der zugrundeliegenden harmonikalen Ordnung eines Organsystems gemessen, verstehen wir auch besser den Konflikt und das Naturgesetz: Wo das Problem ist, ist auch die Lösung. Wenn wir in der Ganzheitsmedizin lösungsorientiert denken, fühlen und handeln wollen, benötigen wir einen unumstößlich gültigen Maßstab und eine Entsprechungslehre. Es reicht nicht, ein krankes Organ an der Beschreibung und Abbildung in Anatomiebüchern zu messen, denn nur dort scheint es noch gesunde Organe zu geben. Vielmehr sollten uns die sachlichen Angaben und Abbildungen als Grundlage zum Verständnis dienen, wie der lebendige Organismus von Natur aus gemeint ist und das einzelne Organ synergistisch in das Ganze eingegliedert ist. Die harmonikalen Proportionen gehen vom lebendigen Körper aus, die Abbildungen und Beschreibungen in den üblichen Anatomie- und Physiologiebüchern gehen vom Leichnam aus. Vom toten Gewebe kann man zwar Rückschlüsse auf seine Funktion im einst lebendigen Körper ziehen – und das ist zu großer Meisterschaft in unserer westlichen Medizin herangewachsen. Aber für die ganzheitliche Behandlung eines kranken Menschen reicht das nicht aus. Wenn es in der Homöopathie und Naturheilkunde allgemein heißt, ein Heilungsimpuls rege die Lebenskraft an, müssen wir vom lebendigen Organismus ausgehen, seine Synergien, Rhythmen, Formen, Kreisläufe in den inneren und äußeren Formen und Proportionen erkennen. Angesichts der jahrhundertealten Erfahrung der Spagyrik, der Signaturenlehre der Pflanzenheilkunde, der Erkenntnisse der anthroposophischen Medizin und der Anwendung Chinesischer Medizin in unserer westlichen Kultur wäre es an der Zeit, die Lehrwerke der Anatomie und Physiologie neu zu verfassen. Diese Buchreihe und besonders das Thema von Herz und Blutkreislauf sind erste Schritte in diese Richtung, frei von weltanschaulichen Überbauten und hermetischen Abriegelungen der einzelnen Disziplinen die harmonikalen Lebensordnungen ins Bewusstsein zu bringen. Geistige Freiheit, Kreativität und Vertrauen in die Weisheit der Natur, wie sie sich im menschlichen Organismus offenbart, dienen als Basiskräfte dazu.

1.1 Die äußere und innere Gestalt des Herzens

Betrachten wir den Herzmuskel von außen, fallen einige Besonderheiten auf: Der Muskelfaserverlauf ist schichtweise aufgebaut und ist von der Herzspitze aus gesehen wirbelförmig angeordnet.

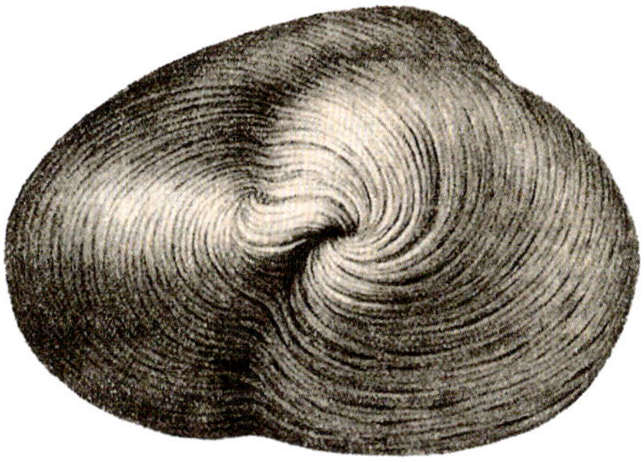

Abb. 1 Wirbelförmiger Muskelfaserverlauf

Diese Form finden wir im Symbol der Trinität wieder – Ich, Du, Wir; oder wie es in unserer Kultur heißt: Gottvater, Sohn und Heiliger Geist; oder Körper, Geist und Seele als die drei Ebenen ganzheitlicher Heilkunst. Die Dreiheit steht für die erste Stufe der Bewegung, der Entwicklung und der Schöpfung: aus Eins wird Zwei, aus Zwei wird Drei. Diese Dynamik wird in vielen Kulturen auf ähnliche Weise dargestellt. Hier ein Beispiel aus Japan:

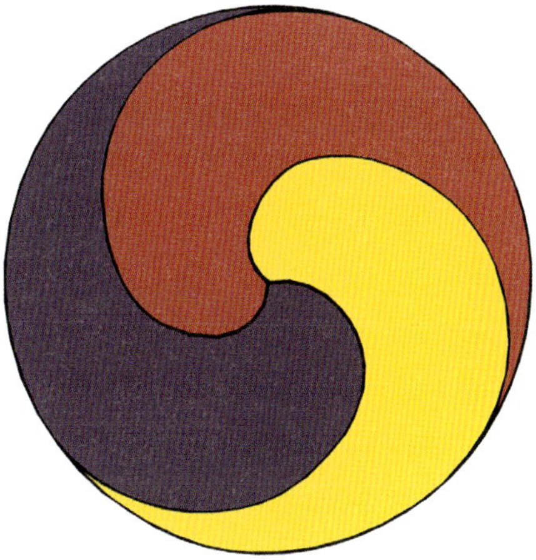

Abb. 2 Trinität

Wenn wir uns auf die Dynamik der Dreiheit beim Herzen einlassen, spüren wir einerseits einen sanften, aber intensiven Sog nach innen und andererseits eine starke Ausstrahlung nach außen. Die wirbelförmige Bewegung ist kraftvoll und majestätisch. Im lebendigen Herzen kommt das in der Kraft der Kontraktion, der Ansaug- und Ausstoßkräfte zum Ausdruck. Wie noch zu hören sein wird, ist es der gesamte Blutkreislauf, der dem Herzen diese Kraft verleiht. Das Ganze (die Vielen) ist Ausdruck des Einen (des Herzens) und das Herz (das Eine) ist der Ausgangspunkt für die Vielheit (den ganzen Organismus). So haben es schon die alten Ägypter in ihrer hermetischen Philosophie beschrieben.

Die Dreiheit finden wir auch im Schichtaufbau des Herzens wieder: Endokard, Myokard und Perikard. Am Perikard lässt sich die Zweiheit erkennen: ein viszerales und ein parietales Blatt, durch einen Gleitspalt getrennt. Das parietale Blatt des Herzbeutels ist außen durch eine Schicht einander überkreuzender Kollagenfasern verstärkt. Das gibt dem Herzen Halt; es kann sich nur eingeschränkt ausdehnen. Die hier waltende Proportion 3:2 wird uns noch oft im Zusammenhang mit Herz und Blutkreislauf begegnen. Klanglich umgesetzt ist sie die Quinte, der leere, schwebende und offene Klang, der uns miasmatisch an die Psora erinnert. Aus der asymmetrischen Proportion kann alles hervorgehen und in sie kann alles zurückkehren.

Das Herz ist das Zentrum des Organismus, die Schaltstelle für Inkarnation und Exkarnation. Es ist ein Wunderwerk der Evolution und, wie vor allem anthroposophische Kardiologen erforscht haben, immer noch in Entwicklung. Als physisches Zentrum unseres Lebens stand und steht es weiterhin auch im Zentrum der Forschung. Man möchte bis ins kleinste Detail die Herzfunktion verstehen, um Herzkrankheiten zu besiegen. Um 1970, als ich infolge einer Diphtherie einen schweren Herzschaden erlitten hatte, war das reduktionistische Denken in der Kardiologie noch von Selbstsicherheit und Siegesmut geprägt. Transplantationen von Herzklappen und ganzen Herzen schienen zukunftsträchtig, weshalb ich auch den Bescheid bekam, eine neue Herzklappe einzusetzen sei „heute kein Problem mehr". Doch es kam anders – auch bei mir, indem ich naturheilkundlich geheilt wurde. Nicht allein, dass ein fremdes Herz bei Patienten abgestoßen wurde, es war die gravierende Persönlichkeitsveränderung, die vor ihrem Tod stattfand. Es wurde daher stiller um Herztransplantationen, während der Organhandel, ein Schattenthema unseres Menschseins, leider weiterhin blüht und man sich keine Gedanken mehr um Persönlichkeitsveränderungen macht. Das materialistische Denken wurde durch die negativen Erfahrungen mit Herztransplantationen nicht aufgegeben, denn es stand in diesem Seitenflügel der Medizin nie der lebendige, fühlende Mensch im Mittelpunkt, sondern der Funktionalismus mitsamt der Verdinglichung der Organe.

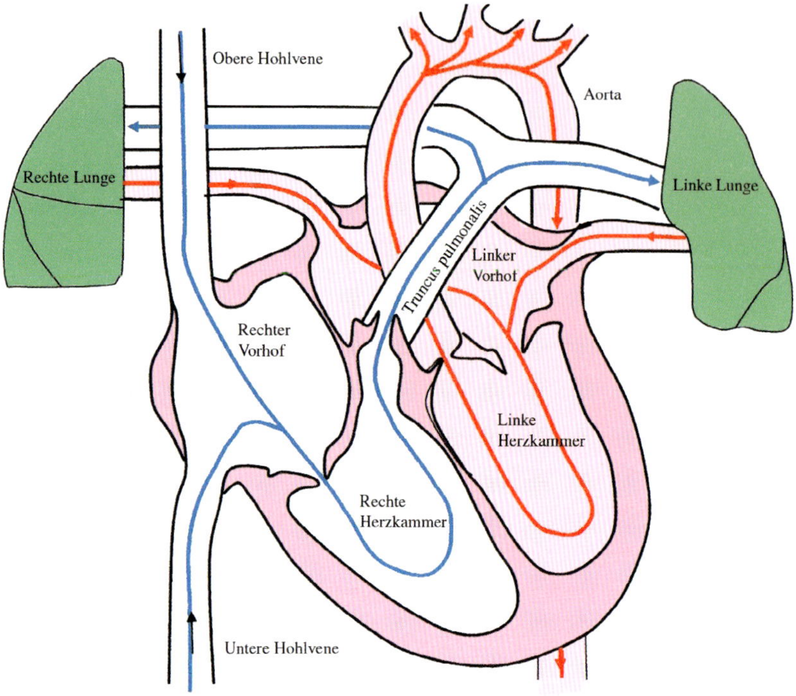

Abb. 3 Schematische Darstellung des Herzinnenbaus

Gleichwohl ist es wichtig, die Arbeitsweise des Herzens zu verstehen. Schauen wir nach innen, offenbaren sich auf beeindruckende Weise weitere harmonikale Naturgesetze.

Das Herz besitzt vier elementare Konstruktionsmerkmale:

- Seine Kammern sind in Blutstromrichtung gelagert: rechter Vorhof, rechte Kammer, linker Vorhof, linke Kammer. Es gibt also vier Kammern.
- Diese vier Höhlen liegen durch das Kammerseptum getrennt einander gegenüber: 2 + 2.
- Das Herz bedient **zwei** Kreisläufe in **einem** Arbeitsgang: 2 : 1.

- Der kleine Lungenkreislauf und der große Körperkreislauf liegen parallel, sind aber hintereinander geschaltet.
- Das Herz arbeitet rhythmisch, es wechselt zwischen Beschleunigung und Verlangsamung. Es gibt sogar eine Entsprechung zur Nerventätigkeit, der Refraktärzeit, indem für einen Augenblick die Blutbewegung zum Stillstand kommt. Darin erkennen wir wiederum die Dreiheit: Ruhe, pulsierender Rhythmus und Gleichmaß.

Das Herz als nur faustgroßes Hohlorgan vereint in sich die schärfsten Gegensätze, denn rotes und blaues Blut fließen völlig getrennt voneinander. Betrachten wir dagegen andere Organe, treffen wir auf andere Eigenschaften. So fließt blaues Blut in die Lungen hinein und strömt als rotes Blut wieder heraus: Blau wird Rot. Blaues Blut strömt durch die Leber und verlässt sie als blaues Blut: Blau bleibt Blau. Rotes Blut strömt in die Nieren hinein und aus ihnen wieder heraus: Rot bleibt Rot. Nur im Herzen gilt: Rot parallel zu Blau! Und dennoch führt dies nicht zur Trennung, sondern werden durch die Besonderheiten der zwei Kreisläufe nährende und vitalisierende Synergien zum Wohl des ganzen Organismus geschaffen, in denen Lunge, Leber und Nieren so anders sein dürfen, wie sie eben sind.

Das Herz ist physisch und geistig das Integrationszentrum. Durch die Blutbahnen, die zu ihm hin und von ihm weg führen, ist es mit dem Ganzen bis in die entlegensten Bereiche der Körperperipherie innigst verbunden. Das Herz wird bestens versorgt und sorgt ebenfalls optimal für seine Mit-Glieder. Seine rhythmische Pulsation erhält es durch die Koordination von Sinusknoten, dem natürlichen Herzschrittmacher, AV-Knoten, dem Wächter der Blutentleerung von den Vorhöfen in die Ventrikel, HIS-Bündel, dem Signalleiter zur Herzspitze und Purkinje-Fasern, die die Impulswelle über die ganzen Ventrikel verteilen. Wieder begegnet uns hier die harmonikale Zahl 4, denn es sind vier Steuerungsinstanzen, die hierarchisch geordnet die autonome und elektrische Erregung überwachen.

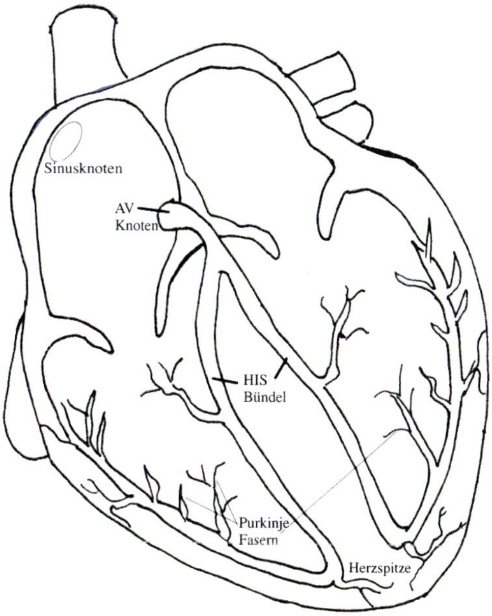

Abb. 4 Vier Steuerungsinstanzen im Herzen

Der Sinusrhythmus beträgt 60 bis 80 Schläge pro Minute. Fällt die Erregungsbildung des Sinusknotens aus, übernimmt sie der AV-Knoten, der aber mit einer langsameren Frequenz, 40 bis 60 Schläge pro Minute, sendet. Im Notfall kann jede Herzmuskelzelle den Impuls zur Ventrikelkontraktion erteilen. Das bewirken vornehmlich die Purkinje-Fasern, die eine Aufteilung des His-Bündels darstellen.

Die Überleitungszeit von den Vorhöfen auf die Kammer beträgt 0,1 bis 0,2 Sekunden. Ist der Herzmuskel erfolgreich erregt worden, so ist er für die Dauer von 0,4 Sekunden für einen erneuten Reiz unempfindlich. Dies ist die Refraktärzeit des Herzens... Um das Herz vor unkontrollierter Erregung zu schützen, gibt es das Alles-oder-nichts-Gesetz. Es besagt, dass es auf einen Reiz hin entweder zu einer vollständigen Herzkontraktion kommt oder dass überhaupt keine Kontraktion erfolgt, da die Erregung entweder zu schwach ist oder weil sie zu schnell nach einem vorausgegangenen Reiz auftrat.

Richter,
Lehrbuch für Heilpraktiker

Das im Zitat kurz umschriebene Faktenwissen der Physiologie des Herzens enthält eine wichtige Botschaft für das Verständnis rhythmischer Gesetzmäßigkeiten, wie sie auch im Herzrhythmus gelten: Der Rhythmus besteht aus unterschiedlichen Bewegungsanteilen und Pausen. Er ist vorwärts orientiert. Seine schwingende Bewegung wird sofort zerstört, wenn die Reize, zum Beispiel Betonungen, zu schnell aufeinanderfolgen, ohne dass eine dazu passende Pause die Proportion herstellt. Rhythmus ist klingende Proportion und Ausdruck harmonikaler Ordnung.

Zwei Extreme moderner Musik beweisen, welche negativen Auswirkungen beim Menschen (übrigens auch bei Tieren!) entstehen, wenn, wie bei der Techno-Music, Schlag auf Schlag mit erbarmungslosem Gleichmaß in unseren rhythmisch orientierten Organismus eindringt. Es entsteht bezeichnenderweise eine Tachykardie (Herzrasen), eine flache Atmung und schließlich ein sympathikotoner Stresszustand.
Das andere Extrem ist in der „Klassischen Moderne“ oder Avantgarde-Musik der 50er- bis frühen 80er-Jahre zu erleben, wo zu große oder unregelmäßige Pausen sowie extreme, dissonante Tonfolgen keinen erkennbaren bzw. spürbaren Grundrhythmus des Musikwerkes vermitteln. Auch das verwirrt unser „Organ-Orchester“. In den Sinfonieorchestern ist bekannt, dass diese Musik enorme Aggressionen bei den Berufsmusikern freisetzt. Tachykarde Zustände, flacher Atem und Unwohlsein im Solarplexus sind auch hier typische Symptome.

Sowohl starre Schlagfolgen (beat) als auch extreme Arrhythmien passen nicht zum natürlichen Herzschlag, der nie ganz gleichförmig ist. Das spiegelt sich in den natürlichen, kaum merkbaren Arrhythmien bester Perkussionisten wider; sie pendeln mit ihrem präzisen Spiel um einen Mittelwert, genau wie das Herz, das ebenfalls um einen Mittelwert schwingt.

Der Herzrhythmus ist eingebettet in einen weiteren Rhythmus, in den Atemrhythmus des Zwerchfells. Wollen wir uns auch das noch vergegenwärtigen:

Der Einatemvorgang wird im Atemzentrum der Medulla oblongata ausgelöst und sendet Nervenimpulse zur Kontraktion an das Zwerchfell und an die Interkostalmuskulatur. Im Ruhezustand senden diese Nervenzellen mit einer Impulsfrequenz von 10 bis 14 Atemzügen pro Minute. Nach jeder Ausatmung erschlafft die Atemmuskulatur. Ein Atemzentrum in der Brücke (Pons) sorgt durch eine Feinmodulation dafür, dass der von der Medulla erzeugte Grundrhythmus der Atmung weicher zwischen Ein- und Ausatmen verläuft.

Das Atemzentrum in der Medulla ist auch an der Regulation des CO_2-Gehaltes im Blut beteiligt. Bestimmte Sensoren registrieren den pH-

Wert, das heißt das Maß für den CO_2-Spiegel im Blut und in der Cerebrospinalflüssigkeit, die das Gehirn umströmt. Andere Sensoren in der Aortenwand und in den Carotis-Arterien

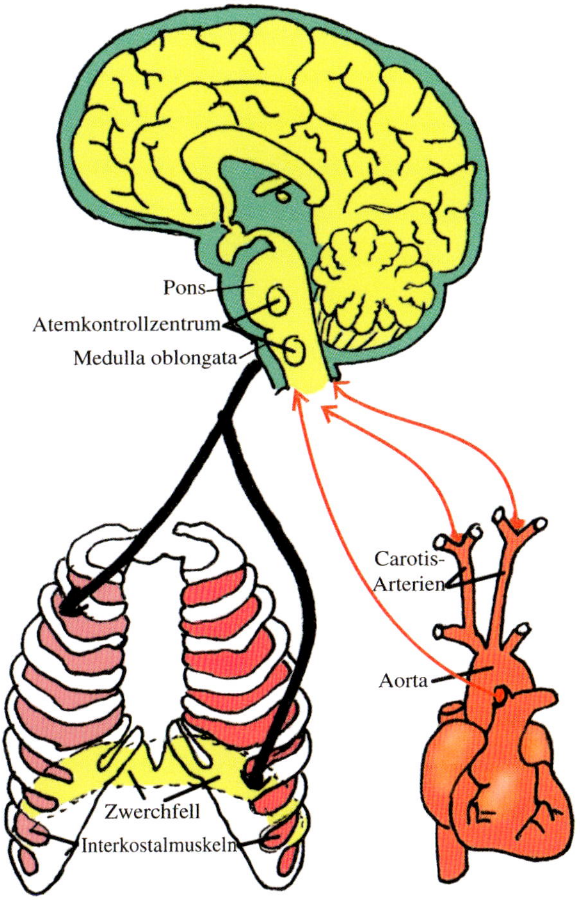

Abb. 5 Die Atemregulation

registrieren ebenfalls den pH-Wert des Blutes und senden Nervenimpulse zur Medulla, in Abb. 5 dargestellt durch die roten Pfeile. Auf diese Informationen reagiert das Atemzentrum, indem es die Atemtiefe und Atemfrequenz verändert. Beides wird gesteigert, um überschüssiges Kohlendioxid abzuatmen. Ist der CO_2-Spiegel dagegen zu niedrig, werden Atemtiefe und Atemfrequenz verringert. Die Sensoren in der Aorta und in den Carotis-Arterien registrieren auch Veränderungen des O_2-Gehaltes im Blut. Ist zu wenig Sauerstoff im Blut, senden sie Signale an die Medulla, um das Atemzeitvolumen (Atemzugvolumen und Atemfrequenz) zu erhöhen.

Kohlendioxid reagiert mit Wasser und es entsteht Kohlensäure, die sich in Bikarbonat und Protonen aufspaltet und so den pH-Wert senkt. Registriert das Atemzentrum ein leichtes Sinken des ph-Wertes infolge einer CO_2-Zunahme des Blutes oder Gehirnwassers, erhöht es, wie gesagt, das Atemzeitvolumen. Die O_2-Konzentration im Blut stellt normalerweise eine nachgeordnete Stellgröße auf die Zentren der Atemkontrolle dar. Ein Anstieg von CO_2 ist ein gutes Zeichen für das Sinken der O_2-Konzentration, denn CO_2 entsteht bei demselben Vorgang, der O_2 verbraucht, nämlich bei der Zellatmung in den Mitochondrien.

Die Atemregulation ist nur wirkungsvoll, wenn sie mit der Steuerung des Kreislaufsystems koordiniert ist. Wenn wir uns körperlich anstrengen, werden Herzzeitvolumen und Atemzeitvolumen gleichermaßen erhöht und dadurch der Gasaustausch dem Blutstrom durch die Lungenkapillaren angepasst.

Die Herzschläge (Sinusrhythmus), etwa sechzigmal pro Minute, sind somit in einen Atemrhythmus von 10 – 14 Zyklen eingebettet. Nehmen wir an, ein Mensch ist im Ruhezustand, aber wach, ergibt sich das Verhältnis zwischen Herzschlag und Atmung von 6:1.

> *Die Entstehung der Musik wird aus der Körperrhythmik erkennbar, wenn frühe Aufzeichnungen von Musik mit der physiologischen Rhythmik verglichen werden: Brevis, die kurze Note der ursprünglichen Gregorianik, dauert etwa einen Herzschlag lang und Longa, die Länge dieser choralen Musik, wird in einem Atemzug gesungen. Zueinander stehen sie in einem Verhältnis von 4 : 1, musikalisch eine Doppeloktave und genau das Verhältnis des Herzschlages zur Atmung, das beim gesunden Menschen im tiefen Schlaf gefunden wird. Dass sich die Physiologie des Menschen in der Musik widerspiegelt, ist aus der Tatsache verständlich, dass Menschen diese Musik gemacht und mit ihrem Atem im Gesang oder mit dem Musikinstrument gestaltet haben.*
>
> Bossinger und Eckle, ebenda

Das sind aufschlussreiche Erkenntnisse für unsere ganzheitliche Betrachtung und Behandlung von Herz-Kreislaufkrankheiten.

Wenn wir die bisher genannten Proportionen zusammenfassen, stellen sich folgende harmonikalen Zahlenverhältnisse dar, die Wesentliches über das physisch-emotional-mental-spirituelle Herz schon an dieser Stelle aussagen. Die Ausführungen in Schrägdruck sind Zitate des Schweizer Arztes und Numerologen Dr. Jürg Hess[4]:

1 das Ganze, ein Herz, die oberste Instanz

2:1 (zwei Herzhälften, zwei Kreisläufe)

Klanglich entspricht dies der Oktave über dem Grundton. Die Zahl 2 steht für die Dualität, für die Unterscheidung, das Entweder-Oder und für die *Basis der Erkenntnisfähigkeit* (Hess).

4 (vier Herzkammern), vier Steuerungsfunktionen im Herzen

Die Vier steht für die inkarnierte Welt, die irdische Manifestation, die materielle Seinsebene, *die konkrete Vollkommenheit, die offenbarte konkrete Einheit, die Einheit in der Vielheit.* Die Herzkammern bieten den konkreten Raum für die rhythmischen Prozesse der Blutbewegung und der Lebensenergie. In ihnen walten die polaren Kräfte der magnetischen Anziehung (venöses Blut) und elektrischen Ausstrahlung (arterielles Blut).

4:1 Vier Herzschläge auf eine Atemsequenz im Tiefschlaf stehen für die Sicherheit im Körper zu bleiben, die irdische Manifestation zu erhalten. Da wir im Schlaf astral reisen und sich die Energiekörper leicht vom physischen Leib schwingend lösen, ist das proportionale Verhältnis zwischen

4 Dr. med. Jürg Hess ist zusammen mit Urs Gruber der Leiter des Instituts für Komplementärmedizin „Paramed" in Baar (Kanton Zug). Er hat ein eigenes, praxisorientiertes System der Numerologie entwickelt, das für die Diagnose chronischer Krankheiten eine große Hilfe darstellt.

Herz und Lunge bzw. Zwerchfell eine äußerst weise Einrichtung des Organismus.
6:1 sechs Herzschläge auf eine Atemsequenz

Das Lebensprinzip, die Vollkommenheit, die zwingende Handlung des Lebendigen durch „Wie Innen so Außen". Darin spiegeln sich die uralten hermetischen Gesetze, die nichts anderes als Naturgesetze im Makro- und Mikrokosmos sind. Dieses Zahlenverhältnis offenbart ein Lebensgesetz: die Verwirklichung der schöpferischen Kraft, die aus der Ruhe (Tiefschlaf) kommt.

Wenn wir bedenken, wie viele Menschen unter einem gestörten, unerquicklichen Schlaf leiden, verwundert es nicht, dass ein großer Mangel an Selbst-Vertrauen, Selbst-Verwirklichung und Selbst-Ausdruck entsteht. Wo kein gesunder Lebensrhythmus aus Aktivität und Ruhe, Wachbewusstsein und Tiefschlaf gelebt wird, erlahmt auch die schöpferische Kraft, die Kreativität in der Bewältigung von Anstrengung und Herausforderung und die Wahrnehmung von Wahlmöglichkeiten. Im Umkehrschluss heißt das, dass eben diese harmonikalen Lebensordnungen im Heilungsprozess wieder bedacht und erlangt werden müssen.

1.2 Das Herz verwandelt den Moll-Modus in den Dur-Modus

Wer diese Überschrift liest und nicht zufällig in der anthroposophischen Medizin zu Hause ist, hat vielleicht nur noch eine dunkle Erinnerung an Musikstunden in der Schule, wo einer lustlosen Schülerschaft etwas über Dur- und Moll-Tonarten intellektuell vermittelt wurde. Solch ein Musikunterricht kann nur langweilen, weil er vom lebendigen Energiesystem, vom Körper und seinen harmonikalen Gesetzen lebendiger Systeme weit entfernt ist. Kein Wunder, dass Musik und Physiologie in zwei völlig getrennte Fachbereiche eingeordnet werden. Doch ist das keine gesunde Entwicklung, besonders nicht für die Kinder, die Musik als „Kopf-Fach" erleben. In einer ganzheitlichen Denkweise und erst recht in deren Manifestation ganzheitlicher Therapie führt kein Weg daran vorbei, das in unsere moderne Zeit zu transferieren, was Rudolf Steiner schon vor 85 Jahren in einem Vortrag sagte:

Wer die äußere menschliche Organisation betrachtet, inwieweit sie vom astralischen Leib abhängig ist, der muss Physiologie treiben, nicht als Physiker, sondern als Musiker. Und er muß die innerlich gestaltende Musik im menschlichen Organismus kennen.

Ich möchte hinzufügen: Wer mit Tönen umgeht, sollte schon bei kleinen Kindern anfangen, in ihnen ein Gefühl für Klang im eigenen Körper anzuregen. Wo man im Körper Klänge und Musik spürt, findet Heilung statt. Das hat in unserer Kultur eine alte Tradition: Im Zuge der Affektenlehre im Barock-Zeitalter (17. Jh.), die man in italienischen „Accadémias" erforschte, trafen sich Menschen, um die Wirkung von Tönen, Tonleitern, Tonarten und Musikwerken auf den Körper und das Gemüt gemeinsam zu erleben[5]. Daraus gingen die Oper und die emotional differenzierte Darstellung von Schauspielen hervor. Die Darstellenden Künste sollten zu Herzen gehen, den Zuschauer und Zuhörer in seinem Innersten ergreifen und auf eine höhere Bewusstseinsebene transformieren, aber auch das allzu Menschliche in seiner Fehlbarkeit darstellen. Eine ganze Epoche widmete sich

5 Siehe ausführlich in meinem Buch „Miasmen und Kultur".

der heilenden Wirkung von Musik auf Körper und Geist. Das Herz galt als Zentrum der Empfindungen.

Heilung bedeutet Ordnung, aber nicht als statische, sondern als bewegliche, rhythmisierende Kraft. Musik ordnet die körpereigenen Gewässer zu mandala-ähnlichen Formen. Hält man Patienten von Beginn der Therapie an, Heilungsbilder zu malen oder zu plastizieren, tauchen nach Überschreitung des Krisenpunktes, wenn deutlich das Gefühl „Es geht nach vorne" entsteht, ebenfalls mandala-ähnliche Formen auf. Das geschieht bereits, bevor der Organismus es im Äußeren zeigt. Zuerst muss die innere Ordnung entstehen, damit sie sich außen manifestieren kann.

Schauen wir uns die harmonikalen Gesetze des Herzens noch von dieser musikalisch-poetischen Warte aus an:

Die 2 = die Sekunde entspricht dem Schritt aus dem Einssein (1 = Prim) in die Dualität. Das Gehen zeigt deutlich die Polarität, indem ein Bein angehoben wird, das „Spielbein" die Schwerkraft überwindet und das Standbein noch eine Erinnerung an das statuenhafte Stehen mit beiden Füßen/Beinen auf der Erde hat. Der erste Schritt, das erste Anheben des Beines lässt den ganzen Körper erwachen, denn es löst viele Folgebewegungen aus. Das Gehen ist ein Kräftespiel von Ausgleichsbewegungen in den Hüften, in der ganzen Wirbelsäule, im Hals und Schultergürtel und in den Armen, die überkreuz schwingen – linker Arm, rechtes Bein, rechter Arm, linkes Bein. Aus dem Gehen entwickelte sich das Versmaß, das in immer neuen Kombinationen dennoch immer auf Hebung (des Beines) und Senkung (des Beines) basiert. Ihr Rhythmus entsteht allein durch den Fokus. Das wird am deutlichsten bei den beiden bekanntesten Versmaßen Trochäus und Jambus. Beim Trochäus wird die Senkung betont:

–– ∪ | –– ∪ | –– ∪ | –– ∪ ||

Setzen wir das in einen Vers um, ergeben sich für die Senkung/Länge eine lange Silbe und für die Hebung/Kürze eine kurze Silbe wie beispielsweise:

Mich ergreift, ich weiß nicht wie,
Himmlisches Behagen.
Will mich´s etwa gar hinauf
Zu den Sternen tragen?

(Anfang des geselligen Tischliedes von Goethe)

Den Trochäus finden wir häufig in Gedichten mit „heller Klangfarbe", das heißt mit humoristischen Inhalten oder mit Inhalten, die kräftig, stampfend, betonend und realistisch etwas ins Bewusstsein bringen wollen. In der Musik entspricht dieses Versmaß dem geraden Zweivierteltakt und dem Dur-Tongeschlecht, dem männlichen Prinzip und der Sonnenkraft.

Der Jambus wird genau anders herum betont und wirkt auftaktig:

∪ –– | ∪ –– | ∪ –– | ∪ –– ||

Setzt man ihn in einen Vers um, klingt es so zum Beispiel:

In allen guten Stunden,
erhöht von Lieb und Wein,
soll dieses Lied verbunden
von uns gesungen sein!

(Anfang des Bundesliedes von Goethe)

Den Jambus treffen wir in Gedichten mit „milder Klangfarbe"; im Vordergrund steht das Gefühl mit beschaulichem, melancholischem und romantischem Charakter. In der Musik entspricht dieses Versmaß dem Moll-Tongeschlecht, dem weiblichen Prinzip und der Mondkraft.

Wenn wir die Herztöne – der erste tief und dumpf, der zweite hell und kurz – rhythmisch in ein Versmaß umsetzen wollen, ergeben sich beide Rhythmen, je nachdem, wie man die Betonung wählt. Das ist äußerst aufschlussreich, wenn wir noch etwas genauer auf die beiden Tongeschlechter Moll und Dur eingehen.

Es ist bezeichnend, dass in den Accadémias der Barockepoche Tonfarbe und Farbton in der Wirkung auf das menschliche Gemüt erforscht wurden und man zu dem Ergebnis kam, dass Musik in Moll-Tonarten (sehr häufig d-moll!) besonders heilsam sei.

Die Affektenlehre diente ja dazu, den Musiker und Zuhörer ganz in sein Innerstes hinein zu ziehen, um dort seiner Gefühle inne zu werden. Wir verbinden mit Musik in einer Moll-Tonart eine melancholische oder gar traurige Stimmung. Aber ursprünglich galten bestimmte Moll-Tonarten als idealer Ausdruck **tiefer** Gefühle. Dazu gehörten Liebe, Sehnsucht nach höheren Sphären, Überwindung irdischer Verhaftung, Trauer über das Leiden im irdischen Dasein und Hingabe, aber auch die Erkenntnis des Kreislaufs von Leben und Sterben. Die ausdrucksstarke Musik konnte nur in einem adäquaten gemächlichen Tempo Raum und Zeit ausfüllen. Interessanterweise wurde diese Musik in Moll-Tonarten (meistens d-Moll, g-Moll, a-Moll) mit den Farben Blau und Orange assoziiert und als direkter Weg ins Herz empfunden.

Hier finden wir die Entsprechung zum venösen Blutstrom zum rechten Herzen hin.

> *Die den Leichnam tragende Bewegung eines Trauerzuges trägt in die Seele die „Moll-Stimmung" mit der gleichen inneren Notwendigkeit, wie das venöse Blut sich in das musikalische Empfinden als Moll-Stimmung projiziert. Denn im venösen Blut wird der ständig sterbende Mensch als Leichnam „zu Grabe getragen".*
>
> Felber, Reinhold, Stückert,
> Musiktherapie und Gesang

So wie ein Mensch angesichts des Todes im Sterbeprozess die unendliche Langsamkeit von Minuten und Stunden erlebt und dadurch genügend Zeit findet, seiner inneren Stimme (seinem höheren Selbst) zu lauschen, drückt auch der venöse Blutfluss zum Herzen eine Verinnerlichung durch ruhigen gleichmäßigen Fluss aus. Mit jeder venösen „Blutrunde" wird neu entschieden, ob Sterben angesagt ist oder Leben. Der „sterbende Mensch", wie oben im Zitat beschrieben, steht für die vollkommene Verwandlung in etwas Neues. Das venöse Blut fließt nicht einfach ins linke Herz, sondern durchläuft einen Erneuerungsprozess, eine Transformation durch den Lungenkreislauf. Doch ist auch das „nur" ein lebensnotwendiger Zwischenschritt. Es bedarf eines weiteren, kräftigen Impulses, aus dieser transformatorischen Phase sozusagen „ins Licht" zu gelangen. Darum fließt das mit neuer physischer Lebenskraft aufgeladene, sauerstoffreiche Blut nicht sofort zu den Organen und in die Peripherie des Körpers, sondern zuerst ins linke Herz. Dort geschieht eine weitere Transformation, indem das geistige Lebensprinzip, bewusst nach vorne zu gehen, die physische Lebenskraft noch verstärkt. Wenn man diesen Prozess musikalisch umsetzt, wandelt sich der introvertierte „Moll-Klang" des venösen Blutstroms mitsamt der Erneuerung durch den Lungenkreislauf in den „Dur-Klang" des linken Herzens und des arteriellen, physisch und geistig vitalisierten Blutstroms.

Das Dur-Tongeschlecht war im Barock dem prägnanten, vitalen, virtuosen, strahlenden und extrovertierten Ausdruck vorbehalten.

> *Die Freude, die den Menschen nach außen führt, steigert die Ausatmung zum Lachen. Als bleibende Konstitution neigt eine heitere Wesensart mehr zum Ausatmen, eine ernstere, melancholische mehr zum Einatmen… Im Ausatmen geschieht eine stärkere Lösung des Seelischen vom physisch-ätherischen Leib.*
>
> Felber, Reinhold, Stückert, ebenda

Dur-Klänge öffnen das Herz des Menschen, in die Welt hinauszugehen; sie stehen für die Sonnen- und Lichtkraft. Erst im Rokoko, der psorischen Kulturepoche, trat die Musik wesentlich mehr ins Licht und wählte nicht nur mehr Dur-Tonarten, auch die ganze Palette möglicher Tonarten wurde ausgekostet. Die große Terz, die das Dur-Geschlecht vom Moll-Geschlecht mit der kleinen Terz unterscheidet, hat eine ausstrahlende, elektrische Kraft, die mit Freiheit, Leichtigkeit und Vielseitigkeit verbunden wird. Der lachende, fröhliche Mensch sucht nicht immer den Tiefgang der Gefühle, vielmehr die Leichtigkeit des Seins.

Das entspricht der Funktion des linken Herzens und den Rhythmen des arteriellen Blutstroms. Das linke Herz stößt das Blut kraft seiner Kontraktionsfähigkeit hinaus in die Aorta. Die Pulswelle setzt sich fort, wird sogar ein- bis zweimal von den Kapillargebieten reflektiert und verdeutlicht, was wir unter Lebenskraft und Vitalität verstehen. Wenn wir diese Vorgänge noch einmal durch Zahlenproportionen ausdrücken, ergibt sich ein Dreieck.

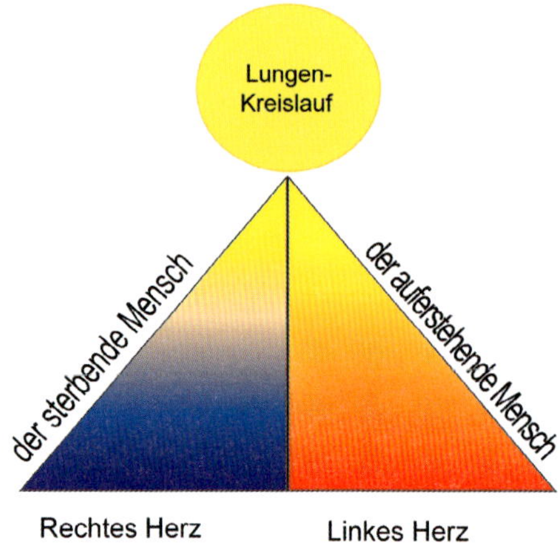

Abb. 6 Herz-Lungendynamik

Es tritt nun die Dreiheit viel mehr in den Vordergrund und sie ist auch der Dreh- und Angelpunkt, ob eine Musik Moll-Charakter (kleine Terz) oder Dur-Charakter (große Terz) hat.

Auch als Nichtmusiker sollte uns das Prinzip hinter diesen Ausführungen bewusst werden, da sie den Grundstein für das Verständnis für Herz-Kreislauferkrankungen legen. Moll und Dur drücken grundsätzlich verschiedene Gefühlsbereiche aus; die einen wenden sich nach innen, die anderen nach außen. Gefühle müssen erst vorhanden und wahrgenommen werden, ehe sie ausgedrückt werden können. Wenn wir von der Anregung der Lebenskraft in der ganzheitlichen Behandlung sprechen, so bedeutet das immer diese Zweiheit, dass etwas aus dem Innern nach außen dringen möchte und dass dazwischen eine Wandlung, ein Prozess stattfinden muss. Das ist auch das innerste Wesen von Heilung. Wir dürfen also viel genauer hinschauen, hinspüren und hinsehen, welchen Aspekt der Lebenskraft wir in der ganzheitlichen Behandlung stärken müssen. Kann jemand in sich nichts fühlen, dann kann er/sie auch keine Gefühle ausdrücken. Lebt jemand im Außen, im Wirrwarr der Gefühle, verliert er/sie die Orientierung und Ordnung. Diese muss innen wieder erfahren werden. Muss der venöse Aspekt oder der arterielle Aspekt gestärkt werden? Wie auch immer die Entscheidung ausfällt, Heilung bedeutet Ganzheit und Einheit.

Dies verdeutlicht die Zahl Drei:

> *Der Ebenenwechsel, Vereinigung der Gegensätze, das Sowohl-als-Auch, die Treue zur Einheit, die zur Einsicht benötigte Unterscheidungsfähigkeit.*
>
> Hess, Numerologie Grundlagen

Die Dreiheit löst Bewegung aus, fordert eine klare Entscheidungskraft und verbraucht viel Energie. Wem das nicht einleuchtet, möge sich eine Partnerschaft vorstellen: A liebt B, es tritt C ins Leben und schon kommen die drei Kräfte in Gang. Jedes Theaterstück, jede Oper basiert auf diesen drei Kräften. Es entsteht ein Drama, wenn auch kein ernstes, so doch eines im Sinne turbulenter Bewegungen. Am Schluss entscheidet sich, ob die Konstellation A – B das Drama überstanden hat oder sich neue Konstellationen A – C oder B – C ergeben haben. Die Basis des Spiels der Kräfte ist die Dreiheit.

Wie im vorigen Kapitel schon dargelegt, beinhaltet die Dreiheit etwas Altes, Bewährtes (z.B. Eltern) und etwas Neues (z.B. Kind). Die Drei ist daher auch die Grundlage geistiger Entwicklung. Im Prozess des Kräftespiels breitet sich die volle Palette menschlicher Emotionen aus, die wir durch die beiden Pole Moll und Dur klanglich fassen können, denn unsere Stimme bewegt sich melodisch immer passend zum Gefühl, wenn wir gesund „an Leib und Seele“ sind. Fassen wir also zusammen:

> *Die im Moll empfundene Einströmung des venösen Blutes setzt sich physiologisch in die Dur-getragene Ausatmung fort; und das Moll der Einatmung enthält die regenerierenden Umkreiskräfte für das Dur des arteriellen Blutes… Das venöse Blut vollendet seine Verinnerlichung in der rechten Herzkammer. Dort staut sich das Blut in sich selbst zurück und kommt für etwa 1/10 Sekunde zum Stillstand (sog. Anspannungszeit). Dann kehrt es seine Richtung um und fließt zentrifugal in die Lunge. Die Verinnerlichung der Einatmung steigert sich bis zum Einstrom des Lungenblutes in die linke Herzkammer, wo es sich nochmals in sich zurückstaut, stillsteht und dann zentrifugal in die Entäußerung der Gliedmaßen strömt. In zwei aneinander liegenden Kammern faßt das Herz die beiden Moll-Ströme – das venöse Blut und die Einatmungsqualität des arteriellen Blutes – in einer Diastole in sich zusammen und verwandelt sie mit der Systole in Dur-Ströme.*
>
> Felber, Reinhold, Stückert, ebenda

Es ist sicher ungewöhnlich, auf diese Weise Herz und Blutkreislauf zu betrachten. Aber eine ganzheitliche Sichtweise von Organen eröffnet neue Assoziationen und Erkenntnisse: ihre Funktion ist nur zu einem kleinen Teil mechanischer Natur und wir müssen den geistigen Anteil in Betracht ziehen, wollen wir verstehen, warum sich eine Krankheit gerade an diesem Ort, hier im Herzen und in den Blutgefäßen manifestiert.

Zwei Phasen in dieser Beschreibung des „klingenden Blutstroms“ verdienen besondere Bedeutung: der kurze Stillstand des Blutes in der rechten und linken Herzkammer. Das Herz ist in der Tat der einzige Ort im Körper, wo der Blutstrom für einen Augenblick innehält. Da in jeder Zelle Bewusstsein ist, dürfen wir fragen, was diese momenthafte Stille, die ihre Entsprechung in der Refraktärzeit der Nerven und in den Umkehrpunkten vom Einatmen zum Ausatmen und vom Ausatmen zum Einatmen hat, für das Bewusstsein des Menschen bedeutet. Ist es nicht die Stille, die uns zu uns selbst führt? Begegnen wir nicht gerade in der Ruhe am leichtesten uns selbst? Das Ich-Bewusstsein erwacht, wenn die Bewegung innehält, seien es nun in Gedanken, Taten, Aktivitäten, Blut oder Nerventätigkeit. Wir sehen hier aufs Deutlichste, dass Körper und Geist eine unlösbare Einheit bilden und insbesondere das Herz als Ausdruck des Höheren Selbst zeigt, dass Stille und Stillstand, wenn auch nur für einen Moment, die Möglichkeit der Selbst-Erfahrung bietet.

Hören wir auf unser Herz, sind wir im Begriff, die tiefere Bedeutung des Lebensrhythmus zu begreifen, der von der Pause abhängt, die die aktiven Bewegungen strukturiert. Nehmen wir einen noch höheren, spirituellen Betrachtungsstandort ein, so entspricht diese Zehntelsekunde des Stillstandes im Funktionszyklus der Herztätigkeit dem Moment, in dem das Blut physisch einen Sterbeprozess durchläuft. Dem entspricht beispielsweise im Zen-Buddhismus der Moment, in dem das Ego-Ich stirbt und zugleich der unendlich große strahlende Raum des Wahren Wesens oder Höheren Selbst erlebt wird. Erleuchtung geschieht in einem Nu, im Bruchteil einer Sekunde. Doch vom Vorgang her dehnt sich die Zeit, in der alles verschwindet, die Große Leere, das Große Nichts, der absolute Stillstand wird zeitlos, raumlos erfahren. Auch wenn dies primär ein geistiger Prozess ist, lehrt uns gerade das Herz, dass alles Geistige sein Äquivalent im Körper-Tempel hat. Das ist auch logisch, denn der momentane Körper ist das Fahrzeug des Bewusstseins und muss die Erfahrungen „verstehen", tragen und umsetzen. Geist und Körper passen immer wie zwei perfekte Puzzleteile ineinander, bedingen einander und bilden eine perfekte Einheit – wenn wir uns denn auf den Weg machen, das zu realisieren, der Natur in unserem Organismus zu vertrauen und in ihm die Weisheit von Synergien zu erkennen. Wer einen spirituellen Weg geht, um sein Bewusstsein zu erweitern und sein Höheres Selbst unmittelbar zu erfahren, tut dies in seinem Körper, auch wenn er diesen durch die innere Einkehr (Meditation) völlig vergisst. Aber der Körper existiert und ist uns weit voraus. Er weiß, wie man zur Selbstwesensschau gelangt, er liefert sozusagen die Matrix und Anleitung und ist dabei immer vollkommen pragmatisch und ökonomisch.

Zusammengefasst bedeutet das: Das Herz ist nicht einfach eine physische Pumpe, sondern lehrt durch seine innersten Vorgänge, dass Ruhe und Stille die Umkehrpunkte des Bewusstseins sind. Wo für einen Moment nichts ist, kann etwas werden. Auch der Moment der Nichterregbarkeit der Nerven und des Nichtatmens lehrt eindrücklich, dass wir Tag für Tag Leben und Sterben im unendlichen Kreislauf durchlaufen, bis die Lebensspanne ausgeschöpft ist und sich der Kreis öffnet – zum Prozess der Exkarnation und zum Prozess der erneuten Inkarnation.

1.3 Herz-Klänge

Haben wir im vorigen Kapitel die harmonikalen Ordnungen von Herz und Kreislauf aus dem Blickwinkel des „Klangcharakters" von

Moll und Dur betrachtet und dabei schon das Thema der Herztöne gestreift, sollen sie jetzt noch einmal im Zentrum des Interesses stehen.

> *Am Tag und in Phasen der Belastung entspricht die Herzschlagfolge einem Rauschen, das vor allem niederfrequente Anteile enthält.... Es herrscht chaotische Freiheit. In der Nacht verändert sich dieses Rauschen während des Ruhigschlafs in geordnete, tonale Rhythmik, wobei der Ton durch die Modulation des Herzschlags von der Atmung erzeugt wird.... Da die Frequenzen, die den Herzschlag beeinflussen, sehr tief sind, sind die daraus resultierenden Töne unter der menschlichen Hörgrenze von 16 Hz... Bei gesunden Menschen sind also im Herzschlag tagsüber chaotische Strukturen zu entdecken, in der Nacht überwiegen Ordnungsstrukturen... Während unsere Organe am Tag durcheinander musizieren, singen sie in der Nacht im Chor. Offensichtlich ist der Gleichklang der Nacht für Wohlbefinden und Gesundheit von entscheidender Bedeutung.*
>
> Bossinger und Eckle, ebenda

Rufen wir uns zuerst medizinisches Wissen in Erinnerung. Was „Herzschlag" genannt wird, ist kein monotoner „beat", sondern ein höchst differenzierter hörbarer und fühlbarer Rhythmus. Es gibt hierbei zwei Komponenten: Die Systole bezeichnet das Zusammenziehen des Herzmuskels, die Diastole die Erschlaffung desselben. Doch auch dies läuft nicht linear ab. Jeder Herzschlag beginnt mit der Kontraktion der Vorhöfe und gleichzeitiger Diastole der Kammern. Dann folgt wieder ein gleichzeitiges Geschehen, indem parallel zur Diastole der Vorhöfe die Systole der Kammern stattfindet. Wenn wir diese Worte in uns nachklingen lassen, entsteht ein Gefühl für die Schaukelbewegung im Herzen. Vorhöfe und Kammern arbeiten jeweils als Einheit und im ganzen Herzen geschehen gegensätzliche Prozesse. Dabei entstehen zwei unterschiedliche Herztöne. Der erste Herzton entsteht durch die ruckartige Anspannung der Herzmuskulatur, die die blutgefüllte Kammer in Schwingung versetzt. Dabei kommt es zu schwappenden Geräuschen, wenn man die Vorgänge im Herzen akustisch verstärkt. In diesem ersten Herzton hören wir die Klappenschlusstöne der Mitralklappe, die den linken Vorhof von der linken Herzkammer trennt und die der Trikuspidalklappe, die den rechten Vorhof von der rechten Kammer trennt. Diese Klappentöne erzeugen einen dumpfen und dadurch etwas länger klingenden Ton.

Der zweite, heller und kürzer klingende Herzton resultiert aus dem Klappenschluss der Aorten- und Pulmonalklappen (Taschenklappen). Diese sind jeweils dreigeteilt. Die Aortenklappe fungiert zwischen dem linken Ventrikel und dem Ausgang zur Aorta. Die Pulmonalklappe fungiert zwischen dem rechten Ventrikel und dem Ausgang zur Lungenschlagader. Strömt das Blut durch diese Taschenklappen, werden sie an die Wand gedrückt, damit das Blut ungehindert vorbei fließen kann. Kommt es zur Strömungsumkehr, fließt das Blut in die Taschen hinein, sie blähen sich auf, ihre drei Teile legen sich lückenlos aneinander und verhindern so den Rückfluss des Blutes. Schauen wir auf die Klappenebene des Herzens, offenbaren sich wieder interessante harmonikale Gesetze:

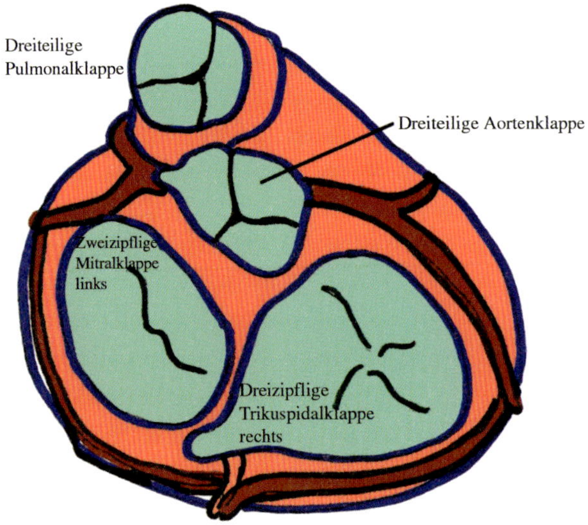

Abb. 7 Schematische Darstellung der Taschenklappen und Segelklappen

Wir können das Verhältnis 3: 2 leicht verifizieren. Da es in diesem Kapitel um Herz-Klänge geht, drückt dieses Verhältnis klanglich die Quinte aus. In ihr sind Zweiheit und Dreiheit enthalten. Die Quinte klingt leer, offen und ist ohne jeglichen emotionalen Bezug. Sie bietet einen neutralen Klangraum, in den jedes Gefühl einschwingen und aus dem auch jedes Gefühl wieder entweichen kann. In der Quinte kann ein reges Kommen und Gehen herrschen, ohne dass sie sich selbst verändert. Ich erinnere an das Bild des Kaisers, mit dem das Herz verglichen wird. In diesem Vergleich ist das Herz die Instanz, aus der alles hervorgeht und in die alles zurückkehrt.

Miasmatisch gesehen steht die Quinte für die Psora, aus der ebenfalls alle Grade von Krankheiten hervorgehen können und die einen Heilungsprozess abrundet, indem die Krankheit über die Haut den Organismus verlässt. Der Quintenklang ist schwebend, er symbolisiert das vollendete Gleichgewicht der Kräfte. Auch das ist das Potenzial der Psora, die den Ausgleich in der Heilung schafft und den Beginn jeder Krankheit anzeigt, indem das Gefühl für Ausgleich (Rhythmus) verloren geht. Alle diese Aspekte finden wir in den Funktionen, Strukturen und Proportionen des Herzens. Wie sinnfällig diese Erkenntnisse sind, wird deutlich, wenn wir Musik hören, die als „Herz-Musik" seit Jahrtausenden in vorderorientalischen und asiatischen Kulturen ausgeübt wird und die auch die Basis unserer Musikkultur einst bildete: der Bordun. Darunter ist ein Klangteppich oder Klangraum zu verstehen, der dadurch entsteht, dass die Quinte (3:2) in einen Oktavklang (2:1) eingebettet wird. In diesen Bordun-Klang kann eine Melodie einfließen oder sich um ihn herum winden. Der Bordun liefert die Stabilität und ist zugleich schwebend im Charakter.

Sowohl in unserer frühen europäischen Musik als auch in allen orientalisch-asiatischen Musikkulturen treffen wir auf Rezitationen, die auf der Basis eines Bordunklangs ausgeübt werden. Auch in unserer Zeit ist das „Mantra-Singen" erneut modern geworden, weil man den heilenden Effekt auf Herz und Gemüt wieder entdeckt hat. Mantras sind Klangsilben ohne Wortsinn oder Verse aus Weisheitsbüchern, meist in Sanskrit oder Altjapanisch, weil diese Sprachen in Versen abgefasst wurden. Zu dem gleichen positiven Trend gehört auch das Obertonsingen, das Menschen zu tiefen Klangerfahrungen in ihrem Körper und Bewusstsein geleitet. Bordunmusik mit Oktav und Quinte, das gilt ganz allgemein, beruhigt und balanciert die Energien. Herzschlag und Puls werden langsamer und man schwingt harmonisch. Es entsteht ein Gefühl von Mitte und Bei-sich-Sein. Bordunmusik hatte entweder meditativen Charakter oder diente überaus virtuoser Tanzmusik als Basis. Auch das ist interessant, da wir mit dem Herzen sowohl Harmonie und Gleichmaß (rechtes Herz und venöser Blutfluss) als auch fröhliches Hüpfen (linkes Herz und arterieller Blutstrom) verbinden.

Wenden wir uns nun dem Herzschlag noch einmal zu. Wenn wir ihn aufschlüsseln, ergeben sich vier Phasen, die zusammen einen Herzzyklus bilden:

1. In der ersten Phase der Diastole sind beide Kammern entspannt. Dies nennt man „Entspannungszeit" und ist die Zeitspanne vom Schließen der dreiteiligen Taschenklappen bis zum Öffnen der zwei- und dreiteiligen Segelklappen. Jetzt sind alle Klappen geschlossen, wodurch der Druck in den Vorhöfen steigt, bis er höher ist als in den Kammern. Dann kommt es zur Öffnung der Segelklappen.
2. In der zweiten Phase der Diastole strömt das Blut durch die geöffneten Segelklappen von den Vorhöfen in die Kammern – das venöse in die rechte Kammer, das arterielle in die linke Kammer. Dazu bedarf es der Kontraktion der Vorhöfe.
3. Die beiden Kammern sind nun mit Blut gefüllt, die Segelklappen schlagen zu, damit das Blut nicht zurückfließen, aber auch kein weiteres einfließen kann. Die erste Phase der Systole ist die Anspannungszeit von etwa 1/10 Sekunden. Wieder sind alle Klappen geschlossen. Es folgt die Anspannung der Herzmuskulatur in den Ventrikeln, Druck und Spannung steigen, bis sich die Taschenklappen öffnen.
4. Durch die Kontraktion der Ventrikel entsteht die vierte Phase des Herzzyklus, die Austreibung des Blutes in seinen jeweiligen Bestimmungsort – über den Truncus pulmonalis in den kleinen Lungenkreislauf und über die Aorta in den Körperkreislauf. Dabei öffnen sich die Taschenklappen, das Blut strömt aus den Kammern und die Segelklappen sind geschlossen, damit kein Blut in die Vorhöfe zurückfließen kann. Diese zweite Phase der Systole benötigt nur 2/10 oder 3/10 Sekunden.

Wieder begegnet uns die Zahl Vier. Die Frage ist, wie wir den Herzschlag rhythmisch und klanglich umsetzen können, um ein Gefühl für die Prozesse zu bekommen, die ja gleichzeitig und nur minimal zeitlich versetzt geschehen.

Hier hilft uns noch einmal das Gespür für die zwei wichtigsten Versmaße, Trochäus und Jambus. Der Herzklang, das heißt die Tonfrequenz des diastolischen und systolischen „Schlags" ergibt ungefähr eine Quinte. Je nachdem, wie ich diese zwei Töne rhythmisch fokussiere, ergeben sich tatsächlich zwei Möglichkeiten. Zum einen kann ich den tieferen, dumpferen Ton als Betonung wählen, dann spüren wir ein gemächliches Schreiten mit Fersenbetonung wie im Trochäus. Man nennt dies auch die lunare Gangart. In Noten umgesetzt, sieht das so aus:

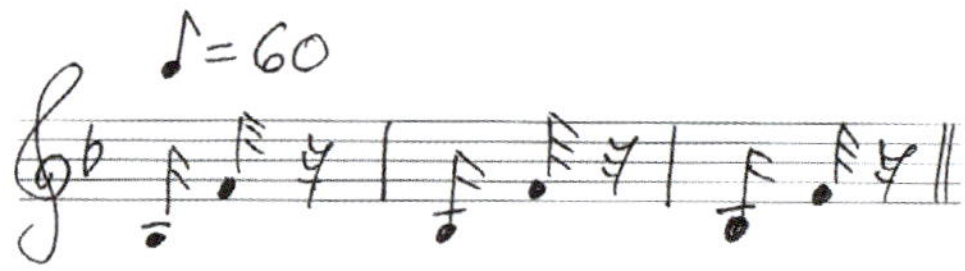

Lege ich das rhythmische Gewicht auf den hellen kurzen Ton, ergibt sich ein jambischer Rhythmus, der in Noten umgesetzt so aussieht:

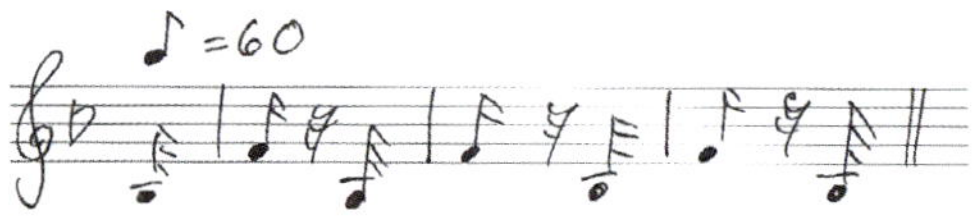

Wollen wir den „Herz-Jambus“ im Gehen erleben, eignet sich dazu der Zehenspitzengang, indem wir elegant schreitend mit der Ferse nur kurz den Boden berühren und das Gewicht bzw. die Betonung auf den Fußballen legen. Man nennt dies auch die solare Gangart. Lunare und solare Gehweise geschehen auf der Erde, deshalb sind beide mit ihr verbunden und wir erkennen wieder das harmonikale Gesetz, dass aus zwei drei wird. Der fersenbetonte, lunare Gang hat seinen innigen Bezug zur Erde durch das tiefe Einatmen. Der fußballenbetonte, solare Gang ist mit der Erde über das lange Ausatmen verbunden. So wie wir uns bewegen, vor allem gehen, zeigt sich darin, wie wir atmen. Wenn wir den Atem frei in seinem natürlichen Rhythmus strömen lassen, rollen wir den Fuß gleichmäßig ab, so dass Ferse und Fußballen berührt und bewegt werden. Steigen wir bergan oder eine Treppe hinauf und lassen wir auch hierbei den Atem frei strömen, werden sich zum einen Puls und Herzschlag kaum erhöhen und betonen wir automatisch mehr die Fußballen. Gehen wir bergab oder eine Treppe hinunter, kann auch dies ohne jegliche Anstrengung und Steigerung von Herz- und Pulsschlag geschehen, wenn wir den Atem frei strömen lassen.

Herzarrhythmien und Herzstolpern sind die Folge chaotischen und zu flachen Atmens. Das Herz weiß nicht, soll es jambisch oder trochäisch betont schlagen; es lässt Schläge aus, um wieder seinen synergetischen Rhythmus zu finden. Menschen, die unter Herzrasen und Herzstolpern leiden, brauchen als erstes ein gutes Atemtraining und erst in zweiter Linie Arzneimittel. Zum Atemtraining gehört das Gehen in der Natur, damit auch der Bewegungsapparat wieder in seinen ausgeglichenen Rhythmus kommt. Der Weg sollte ebene Strecken aufweisen, damit das Abrollen des ganzen Fußes bewusst erlebt wird. Er sollte aber auch zumindest eine kleine Steigung bieten, so dass man beim Anstieg den jambischen Rhythmus mit Fußballenbetonung und beim Abstieg den trochäischen Rhythmus mit Fersenbetonung bewusst spürt. Das Herz passt sich den Anforderungen des Organismus an, erhält aber über den Atem die wichtigsten Impulse zur Eigenrhythmik. Das Ziel sollte sein, dass sich auf gerader Wegstrecke und bei leichten Steigungen bzw. Senkungen Herzschlag, Puls und Atemfrequenz wie im Ruhezustand verhalten, das heißt nicht mehr als 6 Herzschläge auf 1 Atemzyklus. Mit etwas Übung ist das leicht zu erreichen und bewirkt schon alleine deshalb mehr Heilung, weil der Herzpatient ein Gefühl für seine Körperrhythmen entwickelt und begreift, was er/sie selbst zum Heilungsprozess beitragen kann. Meistens sind wir als Therapeuten zu schnell mit Medikamenten oder homöopathischen Arzneien bei der Hand. Pathologische Herztöne, Tachykardie, Bradykardie und Herzstolpern können wir durch Auskultation und EKG zwar feststellen, aber meistens fehlt die natürliche Überleitung, die Atmung und Körperbewegung des Patienten genau zu beobachten. Beide sind symbiotisch miteinander verbunden und „erzählen“ genau die „Herzgeschichte“, die eigentliche Ursache der Symptome. Denken wir daran: der „Kaiser“ des Organismus wird immer zuletzt krank! Nach dem Prinzip, dass dort, wo sich das Problem offenbart, auch die Lösung ist, bietet es sich deshalb an, die Atmung und Körperbewegung zu kultivieren, so dass der Zusammenhang von Atem, Herz-Kreislauf und Gehbewegung unmittelbar erlebt wird.

Dazu wollen wir auch die neuen Erkenntnisse aus der Forschung über die musikalischen Aspekte des menschlichen Organismus hören, die auf ungeahnte Weise die bereits besprochenen harmonikalen Lebensordnungen des Herzens ergänzen:

> *Mindestens seit der Antike wird der Rhythmus des Atems beim Rezitieren von Lyrik therapeutisch eingesetzt. So wurde im griechischen Kurtheater zu Ephesus vor bis zu 25.000 Zuhörern nicht nur das griechische Drama, sondern auch der Hexameter rezitiert... Wird der Hexameter mit unterschiedlicher Geschwindigkeit gesprochen, so entfaltet sich eine Tonleiter, in der das Atemmuster des Sprechenden dem Herzschlag eingeschrieben scheint. Die entstehenden Bänder im ACB (Autochrones Bild) entsprechen nun nicht nur einem Ton, wie beim ruhigen Schlaf, sondern konstituieren aufgrund ihrer regelmäßigen Anordnung eine Klangstruktur, die aus harmonischen Teiltönen ganzzahliger Vielfacher zusammengesetzt sind... Die künstlerische Gestaltung der Sprache im Hexameter resultiert in entsprechenden Atembewegungen, die zu einer multifrequenten Resonanz der Rhythmen des Herzschlags führen.*
>
> Bossinger und Eckle, ebenda

Was bedeutet das im Einzelnen?

Wir erinnern uns, dass die 6 in der harmonikalen Ordnung der Herz-Atembeziehung eine bedeutende Rolle spielt. Vielleicht ist uns aus dem Religionsunterricht auch noch der Begriff des „Hexameron“ geläufig, das „Sechstagewerk“ oder die Schöpfungswoche außer dem Sabbat (1. Moses 1). Der siebte Tag ist die Schöpfungspause. Die Zahl 6 wurde in ihrer „Kraft der Vollendung“ durchaus nicht erst bei den Griechen, sondern in allen alten Schriftkulturen, allen voran in der vedischen und Sanskrit-Sprache, als Ausdruck großer Heilwirkung erkannt. Zu dieser Erkenntnis kam man, indem der Herzschlag nicht nur geradtaktig empfunden wurde, sondern auch als Dreierrhythmus. Das altgriechische Versmetrum „Daktylus“ dient als Grundlage des komplexen Versmaßes, des oben genannten „Hexameters“. Der Daktylus besteht aus einer Länge (Senkung) und zwei Kürzen (Hebungen):

–– ∪ ∪

Der Hexameter, das Versmaß des homerischen Epos, besteht nun aus sechs daktylischen Versfüßen, deren letzter 6. Versfuß interessanterweise unvollständig ist.

–– ∪ ∪ | –– ∪ ∪ | –– ∪ ∪ | –– ∪ ∪ | –– ∪ ∪ |
–– ∪ | |

Es könnten aber auch in den Versfüßen 1 – 4 die zwei kurzen Silben durch eine lange Silbe ersetzt werden und der letzte Versfuß könnte auch aus zwei Längen bestehen: –– –– |

Der einzige Versfuß, der nicht verändert werden darf, ist der 5. Versfuß.

In der deutschen Sprache waren es vor allem Dichter der Renaissance, die versuchten, den Hexameter nachzubilden. Doch erst durch Dichtergrößen wie Klopstock, Goethe und Schiller wurde er in der deutschen Dichtung geläufig. In der Anthroposophie, in der man nach dem altindischen Vorbild[6] Vokale und Poesie in Gebärdensprache umsetzt (Eurhythmie), ist der Umgang mit Versmaßen und besonders mit dem Hexameter bei Goethe lebendig geblieben.

Damit diese Aussagen erlebt werden können, hier ein Beispiel aus der Epischen Dichtung „Reineke Fuchs" von Johann Wolfgang von Goethe, dessen Beginn ich in Versfüße übertrage:

Pfingsten, das liebliche Fest, war gekommen;

–– ∪ ∪ | –– ∪ ∪ | –– ∪ ∪ | –– ∪

Es grünten und blühten Feld und Wald;

∪ | –– ∪ ∪ | –– ∪ | | –– ✓ ∪ | –– ✓

Auf Hügeln und Höhn, in Büschen und Hecken

∪ | ∪ ∪ | ✓ ∪ | ∪ ∪ | –– ∪ ||

Übten ein fröhliches Lied die neu ermunterten Vögel.

–– ∪ ∪ | –– ∪ ∪ | –– ✓ ∪ | ✓ ∪ | ∪ ∪ | –– ∪ ||

Goethe, Werke in vier Bänden Band 1

6 Vor allem in der bengalischen Musik- und Tanztradition wurde das jahrhundertealte „Sprech-Gebärdentheater" durch Rabindranath Tagore zu neuem Leben erweckt. Da Tagore 1936 den Nobelpreis erhielt, drangen seine neuen Ideen auch in den Westen.

In der anthroposophischen Heilkunde wurden inzwischen viele Untersuchungen durchgeführt, die bestätigten, dass sowohl das Rezitieren von Poesie im Hexameter als auch die rhythmische Bewegung mit Armen und Beinen gemäß dem Atem *die Herzschlagvariabilität besonders reich rhythmisch gestaltet wird*[7].

Wenn ich auch in der Behandlung Herzkranker nicht auf den Hexameter fixiert bin, so kann ich doch eindeutig feststellen, dass die Hausaufgabe für meine Patienten, Gedichte zu rezitieren, von durchschlagendem Erfolg für die Heilung ist. Meine Anweisung, ein Gedicht auf einen Ausatem rezitieren zu lernen, vergrößert die Atemqualität, vertieft und erweitert den Atem. Mit ihm wird der Herzschlag volltönend, was sich schließlich auf die Artikulations- und Modulationsfähigkeit der Stimme auswirkt. Herzkranke haben gewöhnlich eine verhauchte Stimme. Dank der Schulung von Atem durch Rezitieren verliert sich der Hauch; die Stimmritze schließt sich vollständig und eine klare, volltönende Stimme kommt zum Klingen. Wie das Herz klingt und schwingt, klingt und schwingt auch die Stimme.

7 Bossinger und Eckle, ebenda

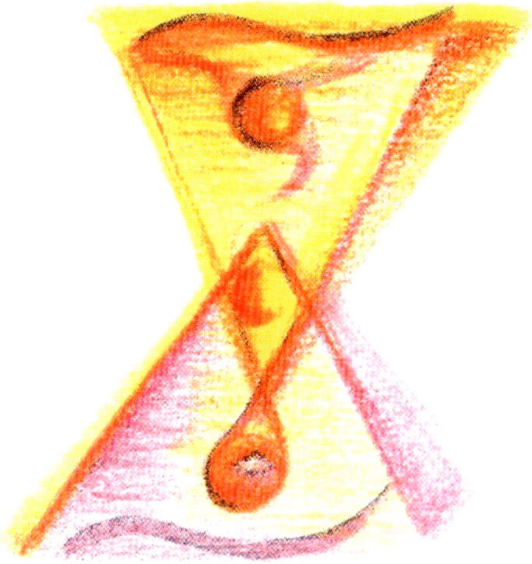

Transformation

Oh Inkarnierter
Alles Dasein ist Leerheit,
nicht entstanden, nicht anzuhalten,
nicht verunreinigt, nicht geläutert,
nicht mangelhaft und
nicht vervollständigt worden.
Deshalb, oh Inkarnierter, gibt es in der
Leere keine physische Gestalt,
keine Empfindung, Wahrnehmung,
kein Bewusstsein, kein Objekt; weder
Auge, Ohr, Nase, Zunge, Körper
noch Denkorgan.

1.4 Rhythmen des Blutkreislaufs

Die wichtigste Erkenntnis aus der ganzheitlichen Betrachtung des Herz-Kreislaufsystems ist, dass das Herz nicht nur eine Pumpfunktion innehat. Die mechanistische Sicht fokussiert die Auswurfleistung des sauerstoffreichen Blutes des linken Herzens in die Aorta. Aber schon die Frage nach den bewegenden Kräften des venösen Rückflusses erweitert den Blickwinkel, denn das Herz ist nicht allein die Ursache für die Blutbewegung. Der nicht pulsierende venöse Zustrom des Blutes zum rechten Herzen ist eine Leistung des Gesamtorganismus. Es ist die geniale Synthese verschiedener Funktionen, die das möglich machen. An erster Stelle ist das Druckgefälle zu nennen, ausgelöst durch die im Brustraum atmende Lunge, die einen niedrigeren Druck gegenüber allen extrathrorakalen Gefäßabschnitten erzeugt. Dieser permanente Druckgradient gilt auch gegenüber dem linken Herzen und der Aorta. So kommt es, wenn wir stehen, dass das venöse Blut sogar „bergauf" zum rechten Herzen zurückfließt. Diesen Vorgang unterstützen die Venenklappen. Wie bereits gesagt, wirkt durch die tiefe und bewusste Einatmung diese venöse Sogkraft stärker als durch die Ausatmung.

Das „Bergauf-Fließen" des venösen Blutes wiederholt sich in dem Vorgang, dass das Gehirnwasser das Gehirn leichter werden lässt, ganz so, als würde die Schwerkraft aufgehoben.

Der venöse Blutstrom zum Herzen wird auch noch durch eine andere Funktion unterstützt:

Der Dünndarm, Yang-Partner des Herzens, verfügt über die Fähigkeit, sowohl Flüssigkeit über die Leber durch zwei hintereinander geschaltete Kapillargebiete in das venöse

Niederdrucksystem abzugeben, als auch gegen das Konzentrationsgefälle Flüssigkeit mit Nährstoffen (Salze, Zucker, Aminosäuren) in die Blutbahn aufzunehmen. Die enorme Resorptionsleistung des Dünndarms ist eine wesentliche Kreislaufunterstützung und zeigt, über welche vitale Dynamik der Organismus verfügt.

Eine weitere wichtige Unterstützung des venösen Rückflusses sind die Muskelkontraktionen des Bewegungsapparates während des Laufens. Darum ist Körperbewegung mindestens einmal am Tag so wichtig und von höchstem Wert, wenn der Patient rhythmisch atmend geht (siehe vorheriges Kapitel).

Was geschieht nun, wenn das nicht pulsierende, naturgemäß gleichmäßig fließende Venenblut den Brustraum erreicht?

Durch die Atmung beginnt es mitzuschwingen und kurz vor dem rechten Herzen weist es sogar eine herzsynchrone Pulsation auf, ausgelöst durch die Sogwirkung der systolischen Bewegung der Ventilebene zur Herzspitze hin. Allein schon das Wechselspiel von Ruhe im venösen Blut und Pulsieren im arteriellen Blutstrom zeigt uns das Prinzip von Lebensrhythmus. Um zu begreifen, was Rhythmus, hier Lebensrhythmus ist, muss man immer das Ganze betrachten, denn Rhythmus zeichnet sich durch die polaren Kräfte Dehnung – Kontraktion, Senkung – Hebung, Gleichmaß – Pulsation, Ruhe – Bewegung usw. aus, wie wir das schon beim Thema der Versmaße angesprochen haben. Es gibt nicht nur die eine Kraft, die unser Herz, ja, unser Leben bestimmt. Die Proportion der beiden gegensätzlichen Kräfte im Herzen lehren uns, was wirklich Lebensrhythmus ist, nämlich drei Anteile Ruhe und Gleichmaß und zwei Anteile Aktivität – womit wir erneut bei dem Quintenverhältnis 3:2 sind. Wir erinnern uns: Das harmonikale Verhältnis 3:2 finden wir im Bau der Lunge, in der Proportion der Blutparameter und hier im Herz-Kreislaufsystem. Bei keinem Krankheitsbereich springt die Notwendigkeit, wieder in diesen gesunden Lebensrhythmus zu gelangen, so deutlich ins Auge wie bei Herz-, Kreislauf- und Atemwegserkrankungen. Das Verhalten des Venenblutes lehrt es auf wunderbare Weise, dass in Herznähe der pulsierende Rhythmus wie ein Funke überspringt und durch das aus dem kleinen Kreislauf der Lunge zufließende sauerstoffreiche Blut diesen Rhythmus zusätzlich vitalisiert.

Wenn wir diese Zusammenhänge im Bewusstsein bewahren, betrachten wir Symptome wie Linksherzinsuffizienz und Atemschwäche einerseits und Blutverschlackung im venösen und arteriellen Blutstrom andererseits mit ganz anderen Augen. Der Kreislauf zwingt uns förmlich „kreisförmig“, d.h. ganzheitlich zu denken, wahrzunehmen und zu behandeln. Die Natur ist eine so fantastische Lehrmeisterin, denn sie offenbart uns, dass im Kreislauf oder Kreisförmigen nicht nur eine Kraft waltet, kein sturer Fluss, der im Kreis herumsaust, sondern rhythmische Prozesse diesen Kreislauf dreidimensional werden lassen. Herz, Arterien, Kapillaren und Venen sind das vitalisierende, rhythmisierende und harmoniebildende „Streichquartett“ unseres Organismus. Empfinden wir als Therapeuten wieder Ehrfurcht vor dieser Weisheit der Natur, werden uns auch Inspirationen zuteil, wie wir von der Therapie zur Heilkunst wechseln können. Denn darin sehe ich die Zukunft und das Bestreben vieler Kollegen. Das mag noch nicht deutlich im Oberflächenbewusstsein sein, aber unterbewusst streben wir zur Ganzheitlichkeit in der Medizin und damit in der Heilkunst.

Zurück zur physiologischen Betrachtung: Es liegt auf der Hand, dass der pulsierende arterielle Blutfluss effektiver ist als der kontinuierliche pulsationsfreie venöse Blutstrom. Auch, dass das linke Herz für die Füllung des arteriellen Systems zuständig ist, sei unbestritten. Aber diese Funktionen hängen vom venösen Rückstrom ab, denn er dient dem Herzen als Reiz zu seiner Leistung. Das linke Herz sorgt dafür, dass das Kapillargebiet vom arteriellen System hinreichend angefüllt wird. Nach der Kapillardurchblutung hat das linke Herz keinen Einfluss mehr, denn in den Kapillaren herrschen eigene Gesetze der Mikrozirkulation. Es ist der permanente venöse Rückfluss, der das Herz zum Schlagen anreizt. Das Herz ist der große Transformator im Körper, denn es wandelt den weniger effektiven, gleichmäßigen Fluss in einen effektiveren, pulsierenden Fluss um.

Damit ein Blutdruck aufgebaut werden kann, bedarf es der Kontraktionskraft der Herzmuskulatur. Diese Kontraktionskraft ist adäquat zur Menge des ankommenden Blutes. Die Blutverteilung in der Peripherie geschieht ebenfalls rhythmisch, hervorgerufen durch den jeweiligen Organwiderstand. Wir erkennen unschwer die perfekten Synergien im Herzbereich ebenso wie im übrigen Organismus. Das Herz ist Transformator, Reflektor und Integrationsmeister in einem. Das Blut wird somit nicht einfach in einem geschlossenen System mechanisch gepumpt, sondern in einem offenen System rhythmisiert. Das bedeutet, das Herz-Kreislaufsystem ist offen für Einflüsse – materieller, emotionaler, mentaler, spiritueller Art. Außerdem dürfte klar geworden sein, dass der ganze Organismus an der rhythmischen Kreislaufbewegung beteiligt ist. Im Herzen wird als physisch-geistiges Zentrum zusammengefasst, was ihm zum einen aus der verflüssigten Nahrung (Nährstrom des Blutes), aus den Organdurchflüssen und zum andern aus der Atmung mit ihrer Beziehung zu Luft, Sinneswahrnehmung und Bewusstsein zuströmt.

Die Atmung wirkt höchst differenziert auf die Funktionsabläufe des rechten und linken Herzens: In der Einatmung wird das venöse Blut zum rechten Herzen angesaugt. Das fördert spontan die Funktion des rechten Herzens. Das nachgeschaltete pulmonal-arterielle Lungengefäßgebiet bietet keinen Widerstand. Vor dem linken Herzen ändert sich das. Beim Einatmen wird das Blut im pulmonal-venösen Gefäßsystem gestaut, so dass dem linken Vorhof und der linken Herzkammer weniger Blut zufließt. Während des Einatmens wird aber gleichzeitig durch den erwähnten Druckunterschied zwischen dem intra- und extrathrorakalen arteriellen Gefäßsystem der Druck erhöht. Ferner wird das Ventrikelseptum zum linken Ventrikel hin gedrängt wegen der parallel stattfindenden stärkeren Füllung der rechten Kammer, so dass der linke Ventrikel kleiner wird. Diese drei Faktoren spielen während des Einatmens eine Rolle:

- Venöse Stauung in der Lunge
- Erhöhter Druckgradient zwischen intra- und extrathorakalem Arteriensystem
- Verkleinerung des linken Ventrikels durch Linksverschiebung des Kammerseptums

Sie schränken das linke Herz in seiner Tätigkeit ein, denn es bekommt weniger Blut und kann weniger abgeben. Insgesamt füllt sich aber während der Einatmung der Brustkorb vermehrt mit Blut, denn durch die Einatmung senkt sich das Zwerchfell und aus den Bauchorganen wird das Blut herausgepresst. Lunge und Herz verweilen dabei in ihrer normalen Lage, so dass der Blutstrom zum rechten Herzen und in die Lungen zunehmen kann.

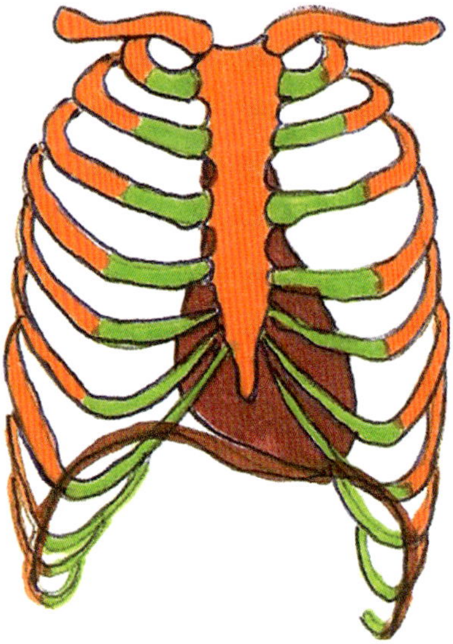

Abb. 8 Die Lage des Herzens bei der Einatmung

Genau das Umgekehrte findet bei der Ausatmung statt: Das Zwerchfell hebt sich, die Bauchorgane schwingen wieder in ihre Normallage zurück und füllen sich mit Blut. Gleichzeitig werden Lunge und Herz leicht angehoben und der Brustraum verkleinert sich. Dadurch fließt weniger Blut ins rechte Herz und mehr Blut kann über das linke Herz abgegeben werden. Dabei schwingt das Kammerseptum wieder zurück zum rechten Ventrikel.

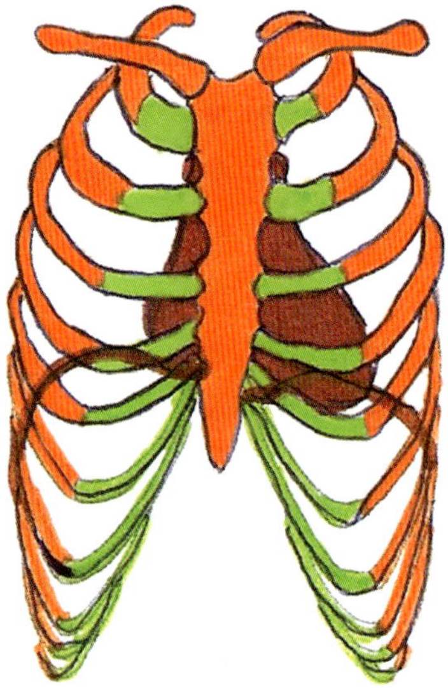

Abb. 9 Die Lage des Herzens bei der Ausatmung

Die Zusammenhänge werden deutlich, wenn wir uns erinnern: Die Herzspitze liegt direkt dem Zwerchfell auf und steht dadurch in innigster Verbindung mit dem Atmen. Wir erkennen die Auswirkung der Atmung auf die Blutzirkulation über die Herztätigkeit und somit auf den gesamten Organismus. Daher sei noch einmal betont, dass Atem, Herz und Kreislauf die wichtige Trinität bilden und bei einer ganzheitlichen Behandlung beachtet werden sollten. Es gibt keine linearen Prozesse, sondern ausschließlich Synergien in unserem Organismus. Ich sehe unsere Aufgabe als Therapeuten darin, die Gleichzeitigkeit von Prozessen im Bewusstsein zu bewahren, während wir unseren Intellekt auf eine bestimmte Funktion von Herz und Kreislauf lenken. Das ist auch der Weg zur ganzheitlichen Wahrnehmung.

1.5 Herz-Lemniskaten

Eine Lemniskate ist eine Sonderform der so genannten „Cassinischen Kurve“[8], eine Schleifenbewegung, die waagerecht und senkrecht verlaufen kann. Wir kennen sie auch als Unendlichkeitszeichen, als stehende oder liegende Acht:

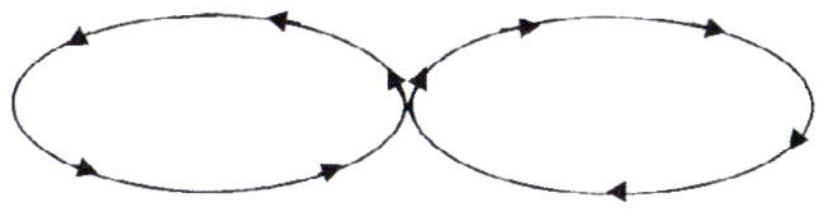

Abb. 10 Liegende Acht und Lemniskatenbewegung

Sie zeigt sowohl eine schwingende Bewegung an als auch die Integration und Verbindung extrem auseinander liegender Punkte. Dabei ergibt sich ein Schnittpunkt, der zugleich ein Wende- und Umkehrpunkt ist. Die Doppelhelix der DNS ergibt eine Lemniskate, ebenso der Kreislauf des Blutes mit dem Zentrum des Herzens.

> *Dieser Mittelpunkt ist aber kein einfacher Schnittpunkt, sondern das Herz bildet ihn zu jedem Zeitpunkt neu. Wenn man die linke und die rechte Herzkammer im Querschnitt betrachtet, stellt sich eine querliegende Lemniskate dar, allerdings mit ungleichen Ästen, deren Schnittpunkt die zwischen den Kammern befindliche Kammerscheidewand ist. Diese schwingt mit dem Atemrhythmus nach links und nach rechts, so daß der Lemniskatenschnittpunkt beweglich ist. Alle Lemniskatenäste strahlen in diesen schwingenden Schnittpunkt ein. In jedem Moment wird auf diese Weise die Koordination des Gesamtorganismus auf der Kreislaufebene durch das Zusammenspiel von Atmung und Herzfunktion aktuell hergestellt.*
>
> Bavastro und Kümmell,
> Das Herz des Menschen

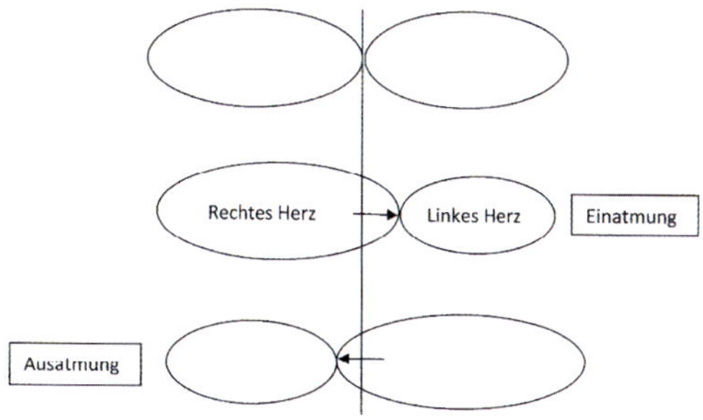

Abb. 11 Die Bewegung des Kammerseptums

Die Schleifenbewegungen im Blutkreislauf könnten zu der Annahme gleichförmiger Fließeigenschaften des Blutes verleiten. Das ist durchaus nicht so, denn es walten in ihm verschiedene energetisierende Kräfte. Da ist die ansteigende Sogkraft des venösen Blutes zum rechten Herzen, die Energetisierung durch die Herz-Lemniskate (doppelte Schleife). Es folgt eine kurze Ruhepause, dann die schnelle Austreibung des sauerstoffreichen Blutes in die Aorta und das allmähliche Langsamer-Werden der Kreislaufgeschwindigkeit in der Peripherie. Ruhe ist für den Stoffaustausch in den Kapillaren notwendig. Die in den Gefäßen geltenden Strömungsgesetze erzeugen einen harmonischen Wechsel zwischen schnellen und langsamen Fließgeschwindigkeiten. Die Arterien haben ein kleines Lumen und in ihnen fließt das Blut schneller.

8 Giovanni Domenico Cassini, 1625-1712, berechnete Planetenumlaufbahnen, meist ellipsenförmige Ovale. Er fand zudem Formeln für ein Oval mit eingedrückten gleichen Achsenabschnitten und als Sonderform der Lemniskate = zwei gleiche Ovale mit einem Schnittpunkt in der Mitte.

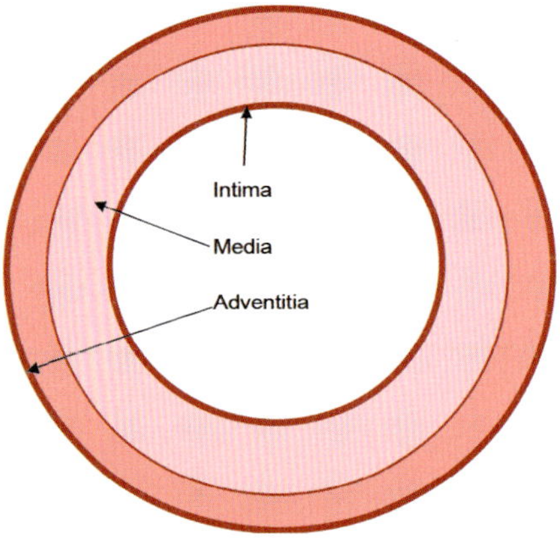

Abb. 12 Querschnitt durch eine Arterie

Die Arterie erschlafft nicht wie die Vene; sie besitzt eine dickere Wand mit elastischen Muskelfasern und kann sich dadurch Blutdruckschwankungen anpassen. In ihr herrscht ein hoher systolischer Druck, der mit dem höchsten Druck im Herzen nahezu identisch ist. Darin drückt sich die Qualität von Impulsierung und Anspannung aus. Der tiefere diastolische Druck zeigt dagegen die Grundspannung, sozusagen den Grundtonus der Arterie an. Es bestehen somit Druckschwankungen in der Arterie. Das Blut fließt nicht gleichmäßig, sondern unterbrochen, schnell und impulsiv. Lässt der systolische Druck nach, kann es kurzfristig sogar zu einem Stillstand des Blutflusses kommen.

Das arterielle, sauerstoffreiche Blut ermöglicht in den Organen die Oxidation, das heißt Abbauprozesse durch Verbrennung. Transformieren wir dies auf die Bewusstseinsebene, stehen die diskontinuierlichen, wechselhaften, unruhig anmutenden Gegebenheiten in der Arterie für den Wachzustand des Menschen, für seine vielfältigen Aktivitäten und Abbauprozesse – auch im übertragenen Sinne! Um unser Leben zu meistern, müssen wir in die Tat gehen, Pflichten und Dinge erledigen, Arbeit aufbauen und abbauen und oft den Weg freiräumen von Hindernissen. Die Arterie ist ein perfektes Spiegelbild für unser Verhalten, wenn wir nicht mit der Lebensenergie fließen und mit dem Erledigen von Altlasten nicht mehr nachkommen: sie lagert Kalk in die Gefäßwand ein – der Weg in die Arteriosklerose. Die Sklerotisierung erhöht den Druck im Gefäß und verlangsamt unser Tun.

In der Vene fließt das Blut dagegen kontinuierlich und ununterbrochen. Sie steht für die Qualität des Gleichmaßes und der Ruhe. Die dünnwandige Vene verfügt über Klappen, die einen Rückfluss des Blutes verhindern.

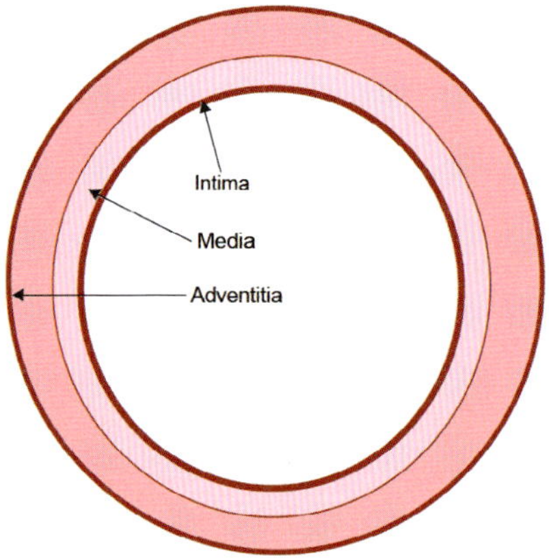

Abb. 13 Querschnitt durch eine Vene

Große und relativ gerade verlaufende Gefäße verteilen das Blut an die Peripherie, von wo aus es in die Zielorgane fließt. Die Hauptfunktion des Blutes ist hierbei der Transport von Sauerstoff. Der eigentliche Gasaustausch geschieht in den Kapillaren der Organe. Wiederum sind es auch die gerade verlaufenden Gefäße, die das Blut zum Zentrum des Kreislaufs, zum Herzen führen. Bei diesem Rücktransport bzw. Heraufströmen des Blutes in der unteren Hohlvene entsteht eine Beschleunigung der Blutfließgeschwindigkeit zum Herzen hin. Die Venenklappen sorgen dafür, dass das Blut nicht zurückgestaut wird.

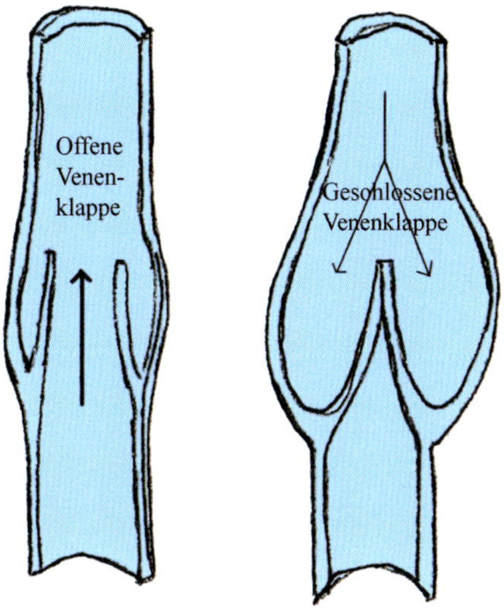

Abb. 14 Venenklappen

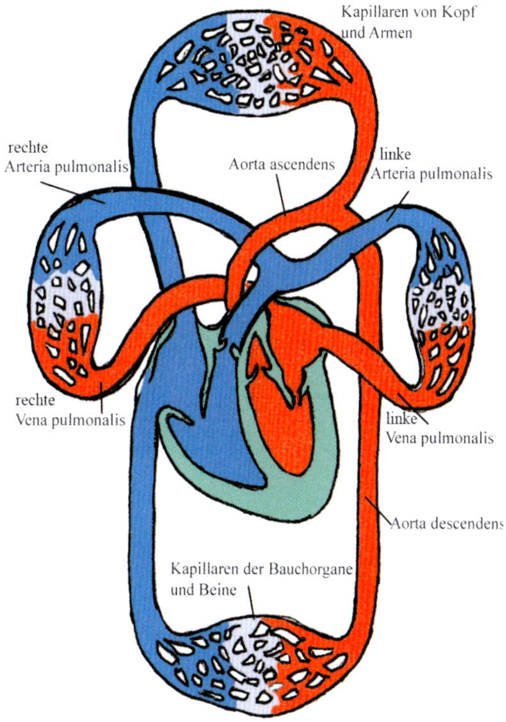

Abb. 15 Die doppelte Lemniskate von Herz und Kreislauf

Die dabei wirkende Sogkraft wird durch tiefes Einatmen unterstützt. Bei der Ankunft im Herzen wandelt sich der gerade Blutfluss in einen kreisförmigen, genauer in eine doppelte Schleife.

Das Zentrum ist das Herz, ein Hohlraum, der von verschieden dichtem Gewebe umgeben ist. Alle Hohlräume im Körper haben eine Saugwirkung, eine magnetische oder Anziehungskraft. Darum ist eine tiefe Einatmung so wichtig für die optimale Funktion der Hohlräume und ganz besonders für das Herz.

Betrachten wir aber den vom Blutkreislauf elektromagnetisch und rhythmisch versorgten gesamten Organismus, sind es wiederum Formen von Lemniskaten, dem Inbegriff dynamischer Vernetzung und integrativer Kräfte:

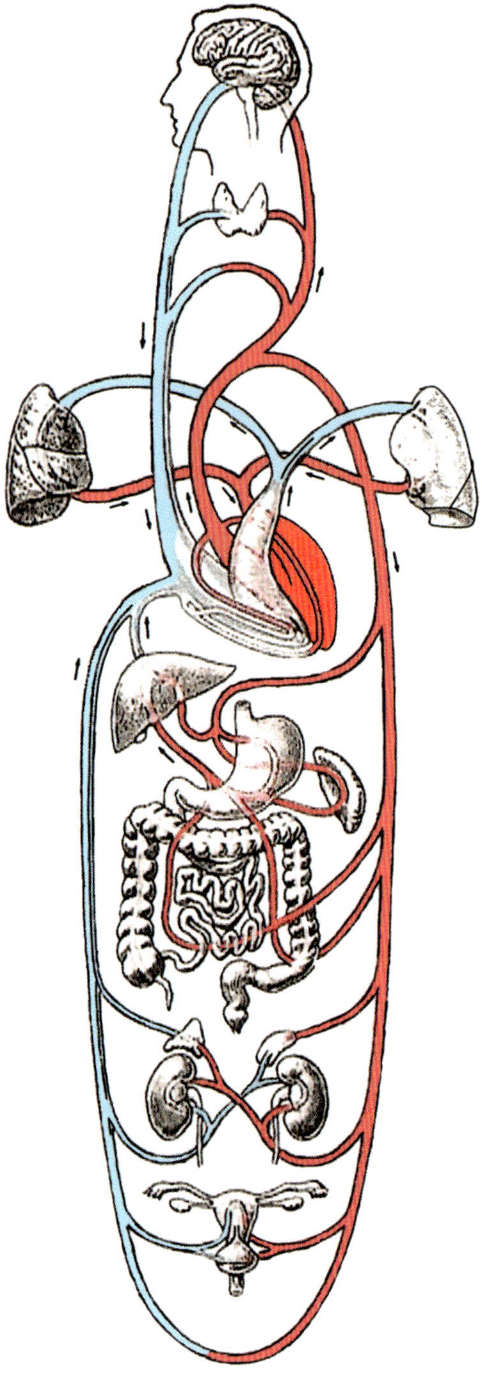

Abb. 16 Ganzkörperlemniskaten

Wir sehen also, dass alle genannten Faktoren zu übergeordneten und kleineren Rhythmen im Blutkreislauf führen und wir mit Recht sagen können: Der ganze Körper schwingt rhythmisch!

Alle in diesem Kapitel dargelegten Zusammenhänge werden heute von der ganzheitlichen Naturwissenschaft bestätigt. Obgleich wir in der Heilkunde aus der Erfahrung Wissen beziehen, ist es doch für unsere westliche Entwicklung zu einem ganzheitlichen Verständnis von Lebensrhythmen wichtig, sich für neue naturwissenschaftliche Erkenntnisse zu interessieren. Hier abschließend einige sehr interessante Gesichtspunkte, die in gewisser Weise eine Zusammenfassung des bereits Gesagten bieten:

> *Herzschlagvariabilität entsteht durch das zyklische Zusammenwirken der beiden Steuersysteme des Herzens – des Vagus und des Sympathikus – mit dem ersten Schrittmacher des Herzschlags, dem Sinusknoten. Während der Sympathikus Leistung und Beschleunigung, Flucht und Kampf ermöglicht, wirkt der Vagus verlangsamend und kühlend auf das Herz. Er entschleunigt, ermöglicht Erholung und schützt vor koronaren Herzerkrankungen und Herzinfarkt.*
>
> *Ein gesundes Herz schlägt nicht ganz gleichmäßig, sondern schwingt um einen Mittelwert. Es marschiert nicht im Gleichschritt, sondern es „tanzt“. Dieser Tanz äußert sich als Herzschlagvariabilität und tritt besonders in der Erholungsphase auf. Das Phänomen der Erholung stellt eines der Grundprinzipien lebender Organismen dar, das dieses von Maschinen unterscheidet. In der Erholungsphase regeneriert sich der Organismus von selbst, heilt Mikrowunden und reinigt*

sich von chemischen Abbauprodukten. Erholung, Selbstheilung und Selbstorganisation sind synonyme Begriffe mit unterschiedlicher Zeitdimension. In den Phasen der Erholung treten Rhythmen und Koordination besonders intensiv auf. Rhythmus erspart Kraft, und diese Ersparnis kommt der Erholung zugute.

Bossinger und Eckle, ebenda

Wenn dies die Naturwissenschaft beweist, wie nötig ist es dann, dass wir als Therapeuten diese Forschungsergebnisse beherzigen und die Behandlung darauf aufbauen!

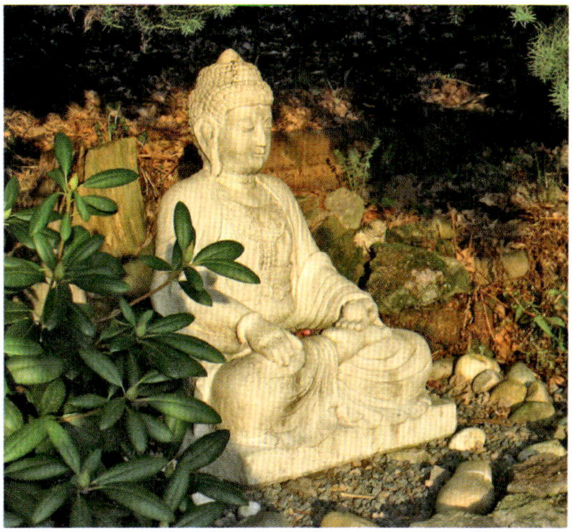

Verehrt sei die vollkommene Erkenntnis!
Der ehrwürdige Buddha des Mitgefühls,
in tiefer Selbst-Versunkenheit, sah klar:
Die fünf Ebenen des Seins sind ihrem
Wesen nach leer.
Dies erkannte er.

1.6 Der Herz-Funktionskreis aus chinesischer Sicht

Wie eingangs gesagt, gehört zur Betrachtung harmonikaler Ordnungen auch eine Entsprechungslehre, damit sich der Wahrnehmungsradius von einem Organsystem erweitert und ein Organfunktionskreis auf allen Seinsebenen betrachtet werden kann. In einer Entsprechungslehre, die immer zirkulär angelegt ist, ergeben sich Zusammenhänge, die wir mit linearem Denken nicht finden, die aber für die Behandlung kranker Menschen notwendig sind. Das lineare und reduktionistische Denken erzeugt das, was die konventionelle Medizin charakterisiert: einen riesigen Überhang an Diagnosemöglichkeiten und einen verschwindend kleinen Anteil an Heilungsimpulsen. Sie hat für chronische Krankheiten nichts zu bieten; ihre Bedeutung liegt in der Akuterkrankung. Eine ganzheitliche Behandlung ist für chronische Krankheiten bestens ausgerüstet. Bei ihr liegt die Betonung auf *Heilung* und nicht darauf, Symptome zum Verschwinden zu bringen. Eine Entsprechungslehre, wie sie seit mehr als 4000 Jahren (!) in der Chinesischen Medizin besteht, ist heilungsorientiert und zeigt auf schlichte Weise, dass jedes Organsystem ein Lebensthema, einen Konflikt und eine

Lösung bereithält. Hier werden Organe physisch, emotional, mental und spirituell wahrgenommen.
Der Funktionskreis „Herz“ beinhaltet das Herz als Yin- oder **Speicherorgan** und den Dünndarm als Yang-Partner oder Hohlorgan. Er bezieht sich nicht primär auf das physische Herz, sondern auf seine Bedeutung für die Beseeltheit und das Gemüt des Menschen. Im Herz-Funktionskreis tritt daher der somatische Aspekt hinter den geistigen zurück. Er geht auch über die psychischen Themen hinaus auf die seelische Ebene des Menschen und steht für Kommunikation, Belebung, Ausstrahlung und Identität.

Der so genannte „Funktionsschlüssel“ oder die „Öffner“ oder „äußeren Akteure“ des Herzens sind die **Zunge** und das **Blutgefäßsystem**.

> *Die Zunge ist eng mit dem Herz-Qi und dem Herzblut verbunden; Disharmonien des Herzens machen sich also an der Zunge bemerkbar. Eine blasse Zunge kann Herzblutmangel anzeigen, eine violette gestautes Herzblut. Diese Verbindung zwischen Herz und Zunge bedeutet ebenfalls, daß pathologische Veränderungen an der Zunge (z.B. Entzündungen oder Geschwüre) durch aufs Herz gerichtete Akupunktur oder Heilkräutertherapie behandelt werden können.*
>
> Kaptschuk,
> Das große Buch
> der chinesischen Medizin

Diese uralte medizinische Weisheit bewahrheitet sich heute sehr deutlich, wenn man Aphthenbildung und Zungenkrebs ganzheitlich betrachtet. Beide Symptome tauchen bei Patienten im Zusammenhang mit eigenen oder hereditären Herzproblemen, Anämie oder anderen pathologischen Veränderungen der Blutparameter auf. In der miasmatischen Therapie beginnen wir auf der syphilitischen bzw. karzinogenen Ebene. Im Falle von Zungenkrebs kommt es vor, dass eine deutliche Vitalisierung eintritt, der Patient weniger Mund-Rachenbeschwerden hat und als biologische Heilreaktion alte Herzrhythmusstörungen oder Hypertonie auftritt.

Auffallend häufig erleben wir nach der Verordnung eines syphilitischen Mittels beispielsweise nach Herzinfarkt eine starke Aphthenbildung. Nimmt der Patient jetzt zum Beispiel *Nitricum acidum*, kann es sein, dass die Aphthen überraschend schnell abheilen, der Organismus wird auf die sykotische Heilungsebene „geschoben“ und muss sein emotionales Herz erleichtern = den Krankheitskonflikt bearbeiten. Aphthen sind schmerzhaft und behindern das Sprechen. Heilen sie ab, tritt der andere Aspekt der Zunge in Aktion, der ebenfalls in der chinesischen Entsprechungslehre gemeint ist, das „Werkzeug“ der Lautgebung von Sprechen und Singen. Die Ausdifferenzierung von Sprache zeichnet den Menschen aus. Im Tonfall und im sprachlichen Ausdruck erkennen wir das innere Wesen und die Ausstrahlungskraft eines Menschen.

Das **venöse und arterielle Gefäßsystem** sowie das **Blut** sind weitere Kommunikatoren des Herzens und dienen der Belebung des gesamten physischen Seins. Das vitalisierende Prinzip des Blutkreislaufs haben wir schon kennen gelernt. Es wird durch den Sauerstofftransport der Erythrozyten gewährleistet, während das Kapillarnetz die Pulswelle des Herzens in die Peripherie des Organismus schwingt und den Lebensrhythmus vorgibt.

> *Das in der Funktion von Sprache und Blutkreislauf offenbar werdende Funkti-*

onsbild ist Verbundenheit und Einssein, Durchpulsen und Beleben, was für die psychisch-geistigen Qualitäten des Funktionsbildes Maßstäbe setzt.

In der klassischen Akupunktur wurde die Freude als die psychische Entsprechung des Herz-Elementes erkannt. Es ist bemerkenswert, daß für das „Herz" keine pathologische Ausdrucksform gefunden wurde. Diese Freude ist kein bloßes Echo auf äußere Gegebenheiten, sondern Ausdruck einer im Innern waltenden Harmonie und Übereinstimmung, einer „Seligkeit". Übereinstimmung, als Identität verstanden, führt zum Verbunden- und Einssein mit allem in jener Liebe, die in allen Religionen als Verwirklichung des Menschseins gilt.

Gleditsch,
Reflexzonen und Somatotopien

In neuerer Zeit ist auch in die Chinesische Entsprechungslehre ein Gegenpol zur **Lebensfreude** als emotionaler Ausdruck integriert worden: die Todesangst. Der Todesangst-Konflikt ist zwar das zentrale Thema der Atmungsorgane, doch die **Herzangst** ist ihr ähnlich und resultiert ja auch meistens aus der Angst, keine Luft mehr zu bekommen. Doch das Wesentliche der herzbetonten Todesangst ist das einschnürende Engegefühl und der damit verbundene tiefsitzende Herzschmerz.

Die Herzliebe, so lehrt die chinesische Entsprechungslehre, ist frei von egoistischen Motiven und frei von Haben-Wollen und Habgier. Der Herz-Funktionskreis wird als Vollendung des Menschseins verstanden, alle anderen Organ-Funktionskreise sind erst auf dem Weg zur Erfüllung und befinden sich noch in einem Wandlungsprozess. Das Herz nimmt somit eine Sonderstellung ein. Es wird als „Kaiser" bezeichnet, der Herzbeutel als sein Wächter. Es ist der Inbegriff für Harmonie, und wo Harmonie wirksam ist, herrscht Frieden. Die Tugend der Friedfertigkeit hat einen innigen Bezug zur Erde, der Urmutter, dem Herzen allen Seins.

Obgleich das Herz eine Sonderstellung einnimmt, ist es doch in die Elementenlehre integriert. Zusammen mit dem Dünndarm gehört es zum **Feuerelement**. Es entspricht im Pflanzenzyklus der Blüte in ihrer Fülle von Farben und Düften. Ein Maximum an Sonnenstrahlung und Wärme weist auf die zum Herz-Funktionskreis gehörende Jahreszeit, den Sommer.

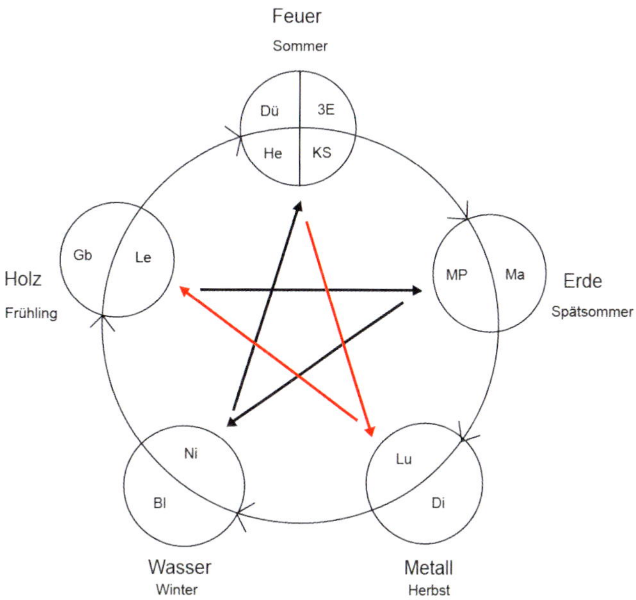

Abb. 17 Das chinesische Elementenrad und seine Meridiane

Der Elementenkreis (Abb. 17) verdeutlicht noch einige aufschlussreiche Details zum Herz-Funktionskreis:

Im Feuerelement residiert noch ein weiteres Meridianpaar: Kreislauf/Sexus, früher „Perikard“ genannt, und sein Yang-Partner, der Dreifach-Erwärmer. Es nimmt an der Zugehörigkeit zu spezifischem Gewebe (Gefäße), Sinnesorgan (Zunge) und Klima-Modalität (Sommer) des Herz-Funktionskreises teil.

Der Dreifach-Erwärmer steht für drei Körperhöhlen: Urogenitaltrakt im Becken, Verdauungsorgane im Bauchraum und Atmungsorgane im Brustraum. In allen drei Räumen dient das Feuer als belebendes Element für das Funktionieren der Organe.

> *Der Herzbeutel ist der äußere, schützende Schild des Herzens. Er wird für klinische Zwecke als das sechste Yin-Organ bezeichnet. Er ist die erste Verteidigungslinie gegen äußere bösartige Einflüsse, die das Herz angreifen.*
>
> Kaptschuk, ebenda

Verweilen wir für einen Augenblick bei dieser scheinbar lapidaren Aussage. Dahinter steht in der chinesischen Erfahrungsmedizin etwas sehr Wesentliches. Unter einem „bösartigen“ Einfluss versteht man eine Infektion, die Fieber hervorruft. Um 220 nach unserer Zeitrechnung ging man bereits von sechs Stadien einer Krankheitsentwicklung aus. Das erste Stadium zeichnet sich durch Abneigung gegen Kälte und Wind, durch Fieber, Kopfschmerzen und schwachen, schnellen Puls aus. Da der Herz-Funktionskreis mit Wärme assoziiert wird, zollt man den Symptomen des ersten Stadiums große Aufmerksamkeit. Geschieht dies nicht, so lehrt die Erfahrung, sinkt die Krankheit immer tiefer in den Organismus und dabei durchläuft sie verschiedene Stadien der Kompensation. Fieber, Schweißbildung und starke Hautreaktionen sind die wichtigsten diagnostischen Wegweiser, wie stark Herz, Puls und Blut geschwächt sind.

Krankheiten durch Überhitzung – erkennbar an zu starken elektrischen Ladungen, wenn der Patient etwas berührt oder bei Verbrennungen oder bei schwerem emotionalen Stress – greifen das Perikard an; mögliche Folgen sind Delirium oder Koma. Es besteht ein lebensbedrohlicher Einbruch in das Innerste des Menschen, ins Herz.

Bedenkt man nun, wie viele Patienten heutzutage durch unterdrückende Maßnahmen weder fiebern, schwitzen noch Hautreaktionen hervorbringen können, verstehen wir besser, wenn es in der Chinesischen Denkweise heißt, dass diese Symptome auch im Heilungsprozess erscheinen. Sie sind der Dreh- und Angelpunkt des Krank- und Heilwerdens. Wir finden somit in der ältesten systematischen Erfahrungsheilkunde die Bestätigung dafür, dass wir in der miasmatischen Therapie vom Tiefpunkt der Krankheit stufenweise auf leichtere Ebenen der Körperregulation gehen und Fiebern und Schwitzen als Heilreaktion anstreben. Heilung geschieht, wenn die Krankheit den Organismus über die Haut verlässt! Das bezeichnen wir in unserer Kultur als die psorische Ebene. Indem die Logik des Organismus im Falle der Krankheitsentwicklung wie auch der Heilwerdung in der Chinesischen Medizin und in der miasmatischen Homöopathie beachtet wird, finden wir Bestätigung dafür, dass es sich um Lebensgesetze handelt und nicht um theoretische Vorstellungen. Nur die „Bilder“ sind unterschiedlich. In der Chinesischen Medizin bedient man sich genial einfacher Bilder, um höchst komplexe Vorgänge zu illustrieren. Schauen wir uns das weiter am Beispiel des Elementenrades an:

Das Gleichgewicht der Lebenskräfte ist im Elementenrad durch die Pfeile im inneren Kreis gekennzeichnet. Das Feuerelement kontrolliert das Metallelement, was in unsere Sprache übersetzt bedeutet: Der Regent Herz wacht über die Atmung. Das Wasserelement kontrolliert das Feuerelement und das bedeutet: die Nieren bieten den notwendigen Schutz für das Herz. Wir sagen ja auch umgangssprachlich: Was „auf Herz und Nieren geprüft" ist, darauf kann man sich verlassen.

Betrachten wir den äußeren Kreis, sehen wir weitere Bezüge: Im Uhrzeigersinn folgt auf Herz/Dünndarm und Kreislauf/Dreifach-Erwärmer das Erdelement mit Magen und Milz. Das bedeutet, der Herz-Funktionskreis gibt seine Energie weiter, er „füttert", wie es in der Chinesischen Medizin heißt, die Erde. Das Herz steht geistig für Harmonie und Frieden. Damit dies Wirklichkeit wird, muss auf der Erde oder entsprechend im Magen Zufriedenheit einkehren. Aus der Praxis wissen wir, dass Magenkranke unzufriedene, streitsüchtige und rechthaberische Menschen sein können. Es fehlt die Herzenswärme und die Harmonie mit sich und der Welt um sie herum.

Zum Herz-Funktionskreis hin fließt die Energie von Leber und Galle. Auch das ist sinnreich, denn das Holz-Element, Sinnbild für die grüne Natur, das Wachstum und den Frühling, steht für die „erworbene Autorität"[9]. Die Leber muss sehr viel arbeiten, das Herz bietet „nur" den Raum, um vom Lebenssaft durchflossen zu werden und gibt den Rhythmus vor.

Wiederum aus der Praxis wissen wir, dass es keine chronischen Herzkrankheiten ohne Leberstau, Leberverstopfung, Verlangsamung der Stoffwechseltätigkeit und Blutverschlackung gibt. Bekanntlich führen auch Verdauungsstörungen zu Herzproblemen wie beim Roemheld-Syndrom bzw. wie wir es aus dem Arzneimittelbild von Lycopodium kennen.

Spielen wir bildlich ein wenig mit der Leberform, offenbart sich der Bezug zum Herzen:

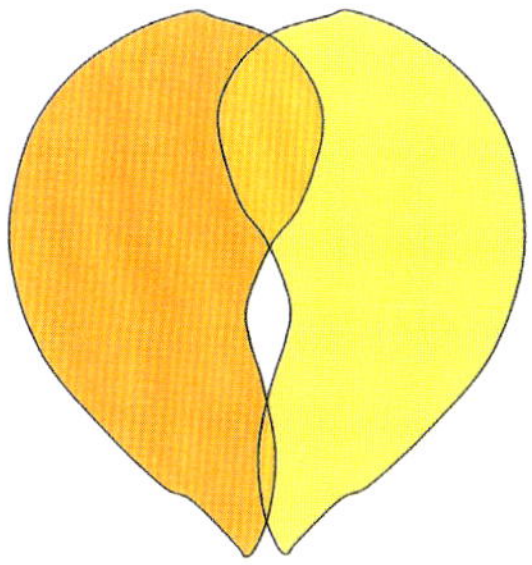

Abb. 18 Von der Leberform zur Herzform

Auch der „Öffner" des Herzens, die Zunge, weist auf Symptome, die wir kennen: Jemand „trägt sein Herz auf der Zunge" und redet zu viel oder jemand hat durch Herzschwäche eine Fistelstimme, verhaucht und flüsternd meist in künstlich erhöhter Stimmlage. Dieser Mensch traut sich nicht, den Bauch- und Brustraum für die Stimmgebung zu nutzen, um möglichst keine Tachykardie auszulösen. Er nimmt eine gebeugte Haltung ein (Rundrücken!) und hat einen ängstlichen Gesichtsausdruck.

Auch solche Begriffe wie „in tausend Zungen reden" oder „eine böse Zunge haben" weisen auf den Grad der Herzkraft. Auch der Organbezug des Herz-Funktionskreises zum Mittelohr ist aufschlussreich, denn das Ohr führt die Welt in den Menschen hinein. Wenn jemand auf sein Herz hört, das wissen wir aus Erfahrung, ist er/sie besser beraten, als wenn man nur mit dem Kopf Entscheidungen trifft. Häufige Erkrankungen des Mittelohrs wirken sich zwar nicht unbedingt physisch auf das Herz-Kreislaufsystems aus, aber wir können

9 Siehe Band 2 dieser Reihe

im Lebenslauf der Menschen mit häufigen Mittelohrentzündungen unschwer erkennen, dass sie lange brauchen, bis sie ihr Selbstbewusstsein und Selbstverstrauen entwickeln. Das Ohr gehört zum skrofulösen Miasma und Menschen mit dieser Diathese haben als eines der zentralen Lebensthemen den „Mut zur Tat", Lebensmut und Beherztheit in der Lebensbewältigung zu erwerben.

Ein letzter Organbezug zum Herz-Funktionskreis bilden Schulter, Arm und Ellenbogen. Dieser Bezug ist uns nur zu gut bekannt, denn bei ernsthaften Herzkrankheiten, vor allem bei drohendem Herzinfarkt, klagt der Patient über Schulter- und Armschmerzen. Der Meridianverlauf von Herz und Dünndarm bestätigt diese Symptomatik.

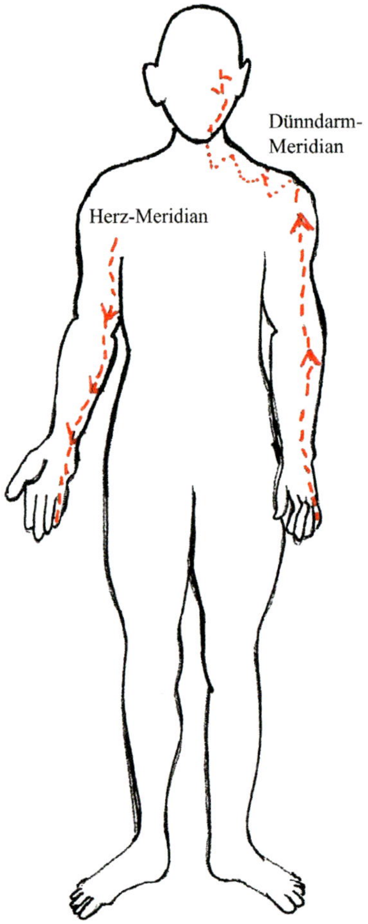

Abb. 19 Herz- und Dünndarmmeridian

Es ist zu erkennen, dass die Bezugsorgane Schulter, Arm und Ellenbogen von beiden Meridianen energetisch versorgt werden und Störungen auf die energetische Situation von Herz und Dünndarm schließen lassen. Um welche Störungen könnte es sich dabei handeln?

Welche Konflikte die Herzkrankheiten im Einzelnen ausdrücken, wird noch ausführlich dargelegt. Aber an dieser Stelle sollen zwei Qualitäten ins Bewusstsein rücken: Das Herz als Kaiser des Organismus beansprucht ein perfektes Zusammenspiel der Kräfte, eine optimale Synergie von physischen, emotionalen, mentalen und spirituellen Aspekten unseres menschlichen Seins. Darum muss das Herz nicht kämpfen, sondern es repräsentiert diese Vollendung.

Etwas anders liegen die Verhältnisse beim Dünndarm. Er ist sozusagen der Idealist des Organismus, hält alle Möglichkeiten der differenzierten Verdauung und Aufschlüsselung von Nährstoffen bereit, um diese an das Blut abzugeben. Er geht ganz selbstverständlich davon aus, dass nur beste Eindrücke, somit auch Nahrungseindrücke in den Körper gelangen und er sich ihr mit seiner perfekten „Ausrüstung" widmen kann. Miserable, wertlose und denaturierte Kost erwartet er nicht und wenn, dann nur als große Ausnahme. Auch ein Zuviel an negativen emotionalen und mentalen Eindrücken verdaut der Dünndarm nicht oder nur mühsam. Die Folge einer denaturierten Lebensweise erzeugt einen „frustrierten

Natürliche Produkte

AUS UNSEREM ONLINESHOP

SPAREN SIE 5%
AUF IHRE NÄCHSTE BESTELLUNG MIT DEM RABATTCODE
UNIBU20
EINMAL PRO KUNDE/ BESTELLUNG EINLÖSBAR, NICHT AUF PREISGEBUNDENE ARTIKEL.

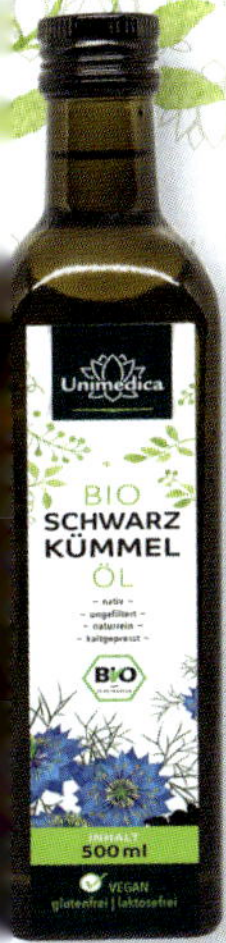

BIO SCHWARZKÜMMELÖL

* IN BIO-QUALITÄT

nativ, ungefiltert und naturrein. Da es nicht gefiltert wird, enthält es alle wertvollen Trüb- und Schwebstoffe der Schwarzkümmelsamen mit ihren Inhaltsstoffen.

500 ml, Best.-Nr. 25837

€ 16,90

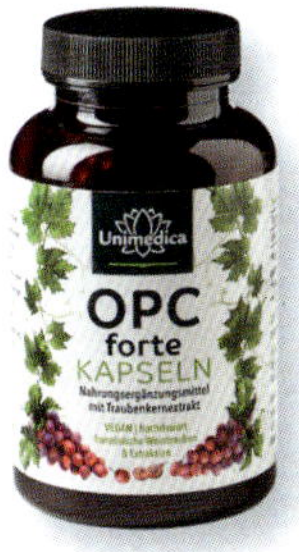

OPC TRAUBENKERNEXTRAKT

Nahrungsergänzungsmittel mit Traubenkernextrakt aus französischen Weintrauben und Extraktion in Frankreich. Eine Kapsel enthält 400 mg Traubenkernextrakt, davon 190 mg OPC.

180 Kapseln, Best.-Nr. 25218 • **€ 19,50**

FRUCHTGUMMIS

Fruchtgummis mit Mission:
VITAL Multivitamin Fruchtgummis von Unimedica läuten eine neue Ära ein!
Die neue, innovative Form der Nahrungsergänzung: Vitamine und Mineralstoffe zum Naschen ohne Zucker.
So nimmt man Vitalstoffe gerne ein!

Immun Holunder Zink*
40 Stück Best.-Nr. 27966
Beauty Vitamine*
60 Stück Best.-Nr. 27993
Vital - Multivitamin*
60 Stück Best.-Nr. 27994
• **€ 9,90**
Set- Fruchtgummi*
480g Best.-Nr. 28243
• **€ 29,70**

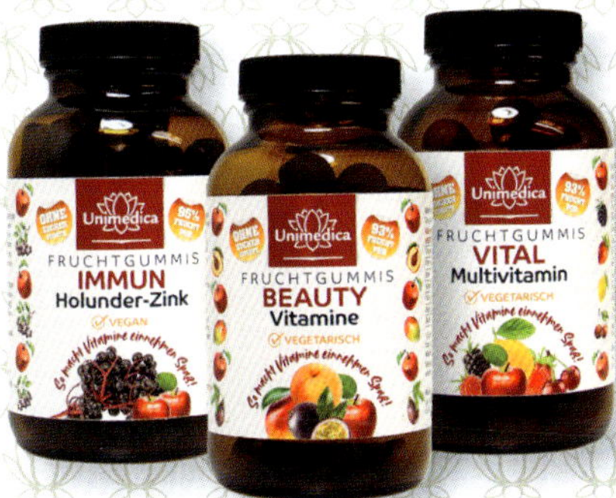

OREGANO ÖL FORTE

Oregano Öl, 100 % natürlich rein, ohne Zusätze. Jede Flasche Oregano Öl von Unimedica enthält 10 ml ätherisches Oregano Öl. Dieser Oregano Extrakt ist sehr hoch konzentriert und mit 86% Carvocrol intensiver als viele anderen Produkte.

10 ml Best.-Nr. 25778 • **€ 16,90**

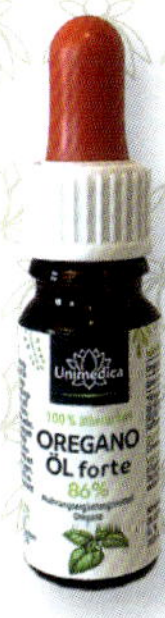

Unsere

BESTSELLER

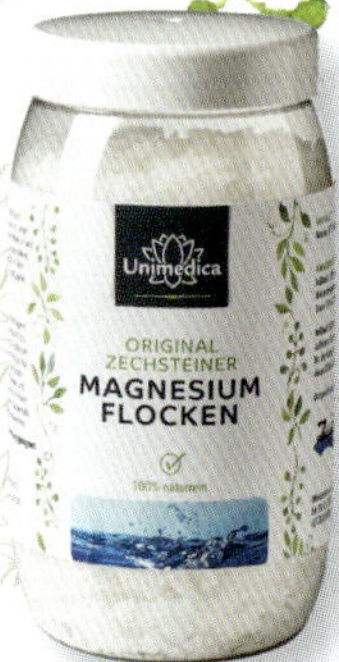

Magnesiumflocken 750 g
Original Zechsteiner
Best.-Nr. 26094 • € 12,90

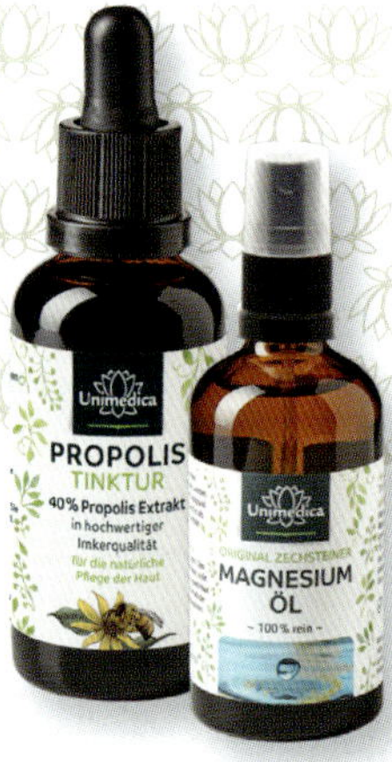

Propolis 30% Tinktur 50 ml
Best.-Nr. 25589 • € 19,90
Magnesium Öl 100 ml
Original Zechsteiner
Best.-Nr. 25552 • € 12,50

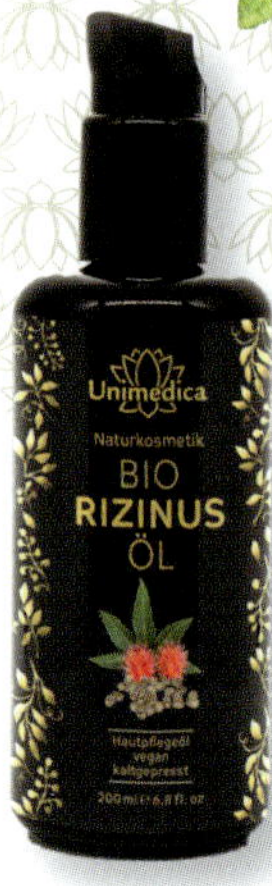

Bio Rizinusöl 200 ml
Best.-Nr. 26220 • € 19,50

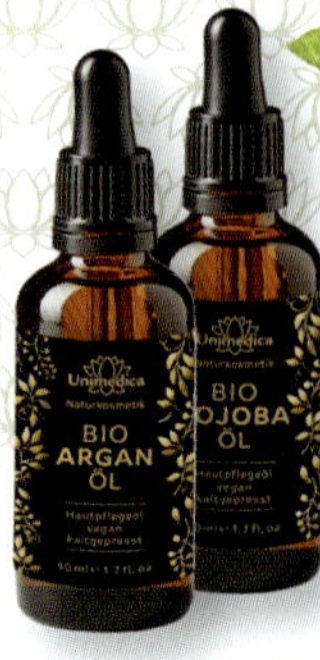

Bio Jojobaöl 50 ml
Best.-Nr. 25838 • € 10,90
Bio Arganöl 50 ml
Best.-Nr. 25839 • € 10,90

BIO SUPERFOODS

Matcha Pulver Bio
100 g, Best.-Nr. 25766 • € 16,–
Rote Beete Pulver Bio
500 g, Best.-Nr. 25759 • € 17,–
Hagebuttenpulver Bio
500 g, Best.-Nr. 25845 • € 11,90
Curcuma Pulver Bio
500 g, Best.-Nr. 25851 • € 9,90
Chiasamen Bio
500 g, Best.-Nr. 25756 • € 6,90
Hanfsamen Bio
500 g, Best.-Nr. 25841 • € 8,90
Kakao Nibs Bio
300 g, Best.-Nr. 25761 • € 9,50

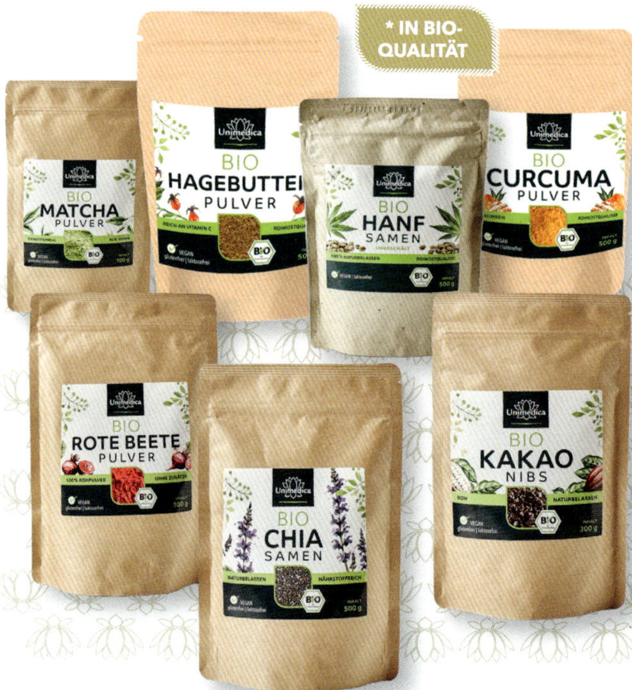

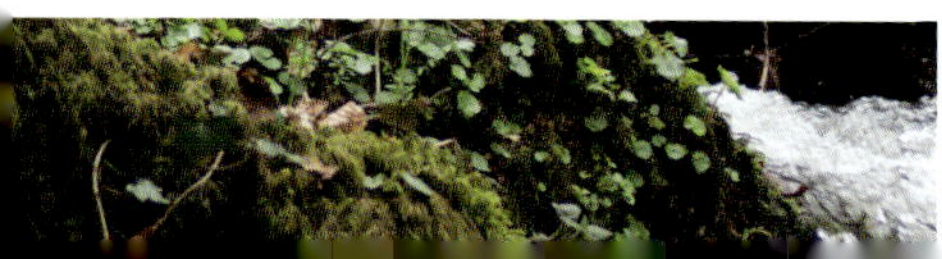

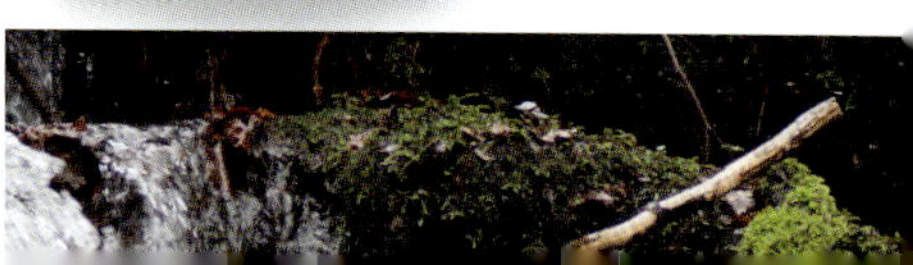

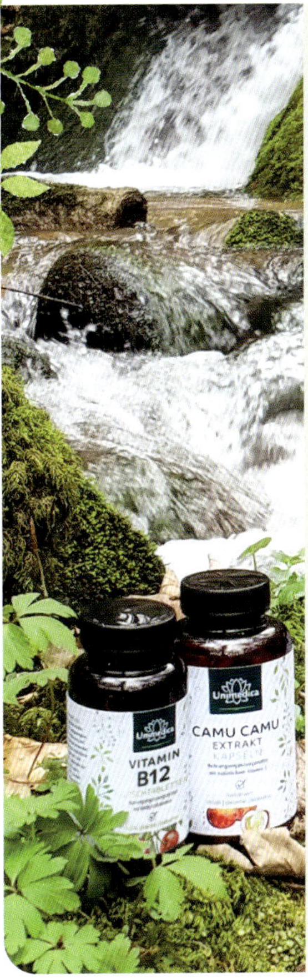

UNIMEDICA

BIO Ashwagandha 600 mg
Wird seit jeher in der ayurvedischen Naturheilkunde aufgrund seiner vielfältigen Eigenschaften sehr geschätzt.
180 Kapseln, Best.-Nr. 25637 • **€ 16,50**

Camu-Camu-Extrakt 500 mg
Hochdosiertes natürliches Vitamin C.
120 Kapseln, Best.-Nr. 24911 • **€ 13,50**

Acerola-Extrakt 494 mg
Hochdosiertes natürliches Vitamin C.
180 Kapseln, Best.-Nr. 24912 • **€ 19,50**

Vitamin B12-Lutschtabletten
Für ein funktionierendes Nerven- und Immunsystem.
100 Tabletten, Best.-Nr. 24913 • **€ 14,90**

L-Arginin 620 mg
Hochdosiertes rein pflanzliches L-Arginin.
365 Kapseln, Best.-Nr. 24944 • **€ 18,50**

Bio-Grapefruit-Extrakt
Hochkonzentriertes Bio-Grapefruit-Extrakt.
100 ml, Best.-Nr. 24945 • **€ 17,90**

Magnesium forte 667 mg
Nahrungsergänzungsmittel mit 400 mg elementares Magnesium
365 Kapseln, Best.-Nr. 25219 • **€ 17,50**

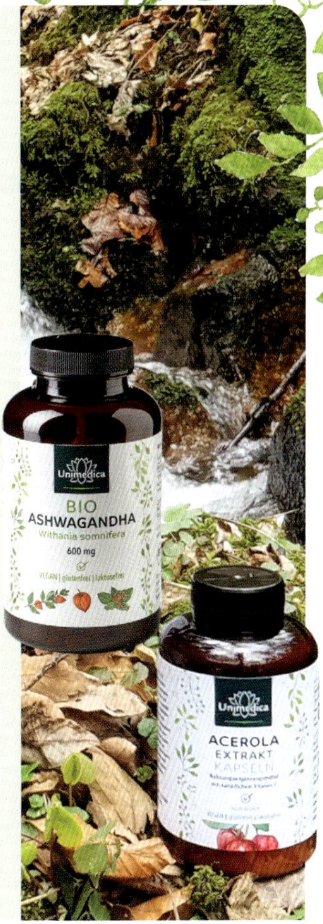

Veganes Vitamin D3
30 ml
Best.-Nr. 26320
€ 22,50

Vitamin-D3-Tropfen
50 ml,
Best.-Nr. 24904
€ 12,99

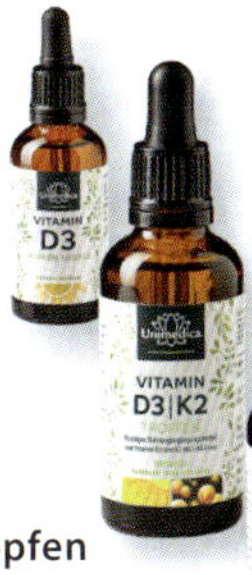

Vitamin-D3/K2 -Tropfen
50 ml, Best.-Nr. 24905
€ 18,90

Hyaluronsäure Kapseln
90 Kapseln,
Best.-Nr. 24906 • **€ 14,50**

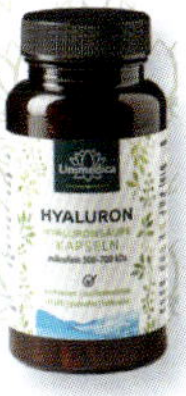

Schwarzkümmelöl-Kapseln 500 mg
400 Kapseln, Best.-Nr. 24951
€ 19,80

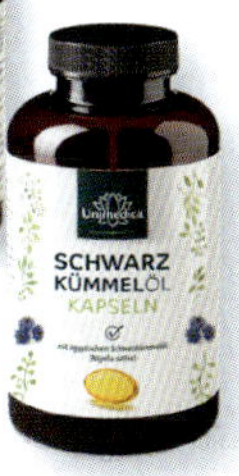

MCT-Öl C8+C10 gefiltert
500 ml, Best.-Nr. 25179 • **€ 15,99**

Bio Hanföl *
250 ml,
Best.-Nr. 24952
€ 8,50

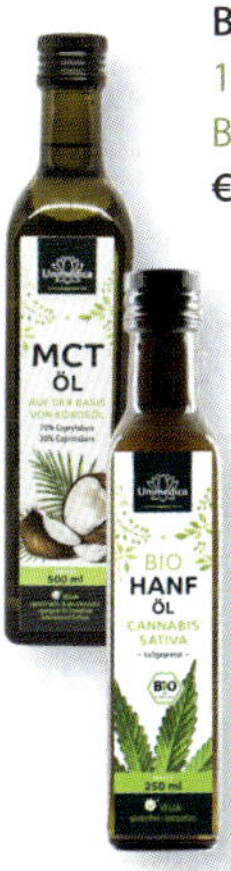

Bio Kokosöl nativ *
1000 ml,
Best.-Nr. 24954
€ 12,90

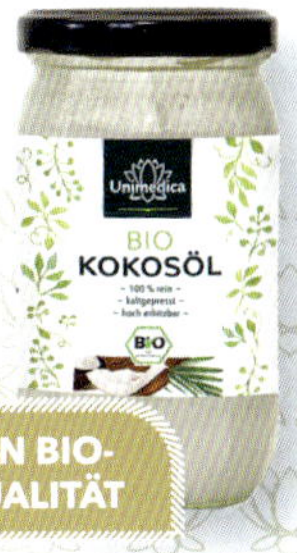

*** IN BIO-QUALITÄT**

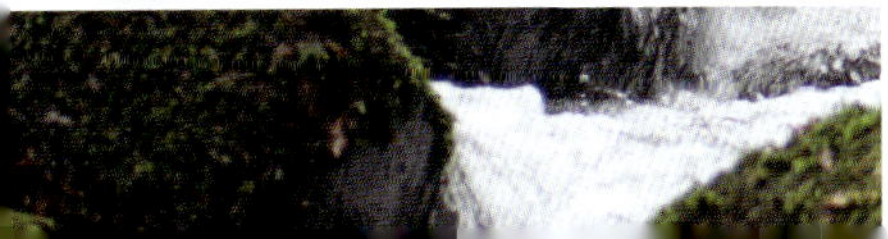

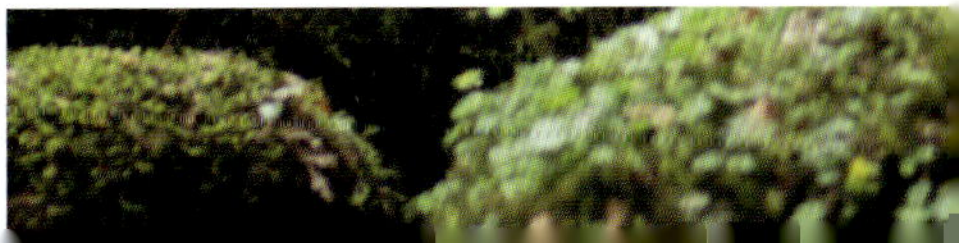

Weitere Bücher für ein natürlich gesundes Leben

VON UNIMEDICA

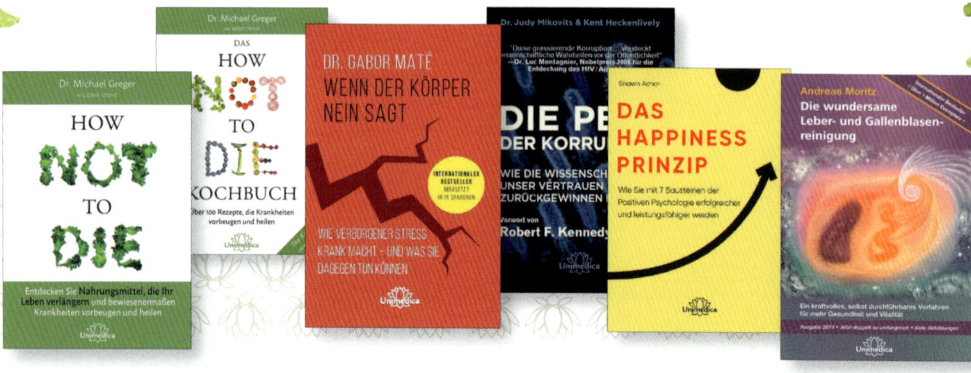

Michael Greger / Gene Stone

HOW NOT TO DIE

Entdecken Sie Nahrungsmittel, die Ihr Leben verlängern - und bewiesenermaßen Krankheiten vorbeugen und heilen.

512 Seiten, geb., Best.-Nr. 20587 • **€ 24,80**

Michael Greger / Gene Stone

DAS HOW NOT TO DIE KOCHBUCH

Über 100 Rezepte, die Krankheiten vorbeugen und heilen.

272 Seiten, geb., Best.-Nr. 22997 • **€ 29,–**

Dr. Gabor Maté

WENN DER KÖRPER NEIN SAGT

Wie chronischer Stress krank macht und was Sie dagegen tun können.

328 Seiten, kart., Best.-Nr. 25537 • **€ 24,80**

Shawn Achor

DAS HAPPINESS-PRINZIP

Wie Sie mit 7 Bausteinen der Positiven Psychologie erfolgreicher und leistungsfähiger werden

318 Seiten, kart., Best.-Nr. 25290 • **€ 19,80**

Dr. Judy Mikovits / Kent Heckenlively

DIE PEST DER KORRUPTION

Wie die Wissenschaft unser Vertrauen zurückgewinnen kann.
Mit einem Vorwort von Robert F. Kennedy, Jr.

282 Seiten, geb., Best.-Nr. 25855 • **€ 19,80**

Andreas Moritz

DIE WUNDERSAME LEBER- UND GALLENBLASENREINIGUNG

Ein kraftvolles, selbst durchführbares Verfahren für mehr Gesundheit und Vitalität

496 Seiten, kart., Best.-Nr. 17048 • **€ 22,90**

Direkt bestellen bei: www.narayana-verlag.de

In unserem Onlineshop führen wir ein großes Sortiment an Büchern über gesunde Lebensführung, Naturkost-Produkte, Superfoods und vieles mehr.

Online finden Sie ausführliche Informationen zu den einzelnen Titeln sowie aussagekräftige Leseproben.

Bestellhotline:
0049 (0) 76 26 97 49 70-0
Täglich 7.30 bis 21.00 Uhr, auch am Wochenende

Narayana Verlag GmbH,
Blumenplatz 2, D-79400 Kandern
info@narayana-verlag.de

Versandkosten: Innerhalb Deutschlands ist Versand von Büchern portofrei, für andere Produkte: € 2,80. Ab Auftragswert von € 29,– ist Versand für alle Produkte portofrei. Österreich, Schweiz: Ab Auftragswert von € 60,– ist Versand portofrei.

Geschäftsführer: Dr. Herbert und Katrin Sigwart, HR: Amtsgericht Freiburg, HRB 413609,
Redaktioneller Inhalt: Dr. Katrin Sigwart. Preisänderungen oder Irrtümer sind vorbehalten.

Dünndarm". Dieses Bild ist nicht so weit hergeholt, wie es scheint. Menschen mit Verdauungsproblemen sind entweder schon frustriert und essen deshalb wahllos alles, was das mulmige Gefühl im Oberbauch zu besänftigen schein. Oder sie werden durch Lebensumstände frustriert und können die widrige Situation nur mühsam „verdauen", was sich auf die Verdauungsorgane, allen voran auf den Dünndarm, auswirkt. Menschen mit hohen Zielen und Ansprüchen, die durch Übereifer aus dem Lebensrhythmus geraten, neigen bezeichnenderweise zu Zwölffingerdarmgeschwüren und Herzrhythmusstörungen.

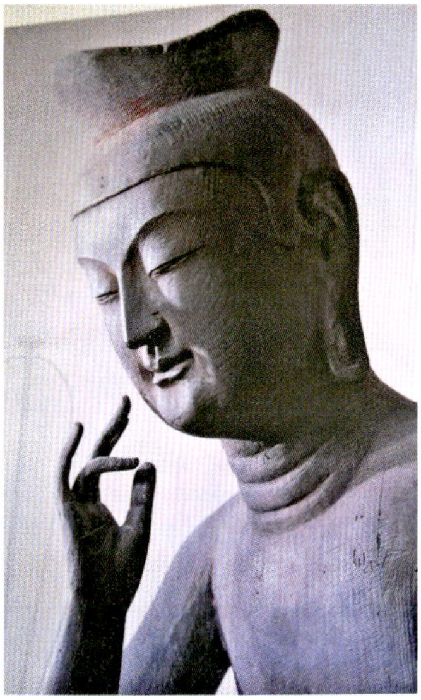

In der LEERE gibt es weder Wissen noch Ignoranz,
weder Alter noch Sterben, noch Aufhebung von Alter
und Tod. Kein Leiden: weder dessen Ursache, noch
dessen Ende, keinen Weg, keine Weisheit, kein Ziel.

Deshalb:
Nichts erstreben die Buddhas des Mitgefühls,
in Selbstbetrachtung versunken,
sind sie frei von Gedanken.

2. Herz- und Kreislauf-krankheiten ganzheitlich betrachtet

Nachdem wir ausführlich die gesunden harmonikalen Ordnungen rund um Herz und Kreislauf kennen gelernt haben, wenden wir uns nun den Krankheiten zu. Da sie am gesunden Vorbild auf der physischen, emotionalen, mentalen und spirituellen Ebene gemessen werden, bieten sich dadurch auch bereits erste Ideen, welche Konflikte hinter solchen Erkrankungen stehen und welche Lösungen für den Patienten bereitstehen.

2.1 Wegweisende Erkenntnisse der Kardiologie

Ein wesentlicher Fortschritt im medizinischen Verständnis von Herzkrankheiten ist dem Kardiologen Berthold Kern nach dem 2. Weltkrieg zu verdanken. Bis dahin wurde als Medikament häufig Strophantin eingesetzt. Berthold Kern erkannte, dass Strophantin nicht auf verengte Koronararterien wirkt, sondern auf das Myokard:

> *Im Wesentlichen ist also der Myokardinfarkt ein myokardiales Phänomen, nicht so sehr ein koronares Phänomen, als der er noch gegolten hatte, solange man Dyskardien (Angina pectoris) vor Entdeckung der linksseitigen (chronischen) Herzmuskelinsuffizienz immer nur als Zeichen einer Koronarinsuffizienz zu deuten gewöhnt war.*
>
> Schöffler,
> Die Zeitgestalt des Herzens

Drei weitere Erkenntnisse der Kardiologie sind für eine ganzheitliche Behandlung des Herzinfarkts von zentraler Bedeutung:

- Atheromatöse Einlagerungen entstehen immer nur dort, wo vorher eine Gefäßausbeulung stattgefunden hat[10]. Sie fangen mit dem Elastizitätsverlust der Media an, die normalerweise den Gefäßdruck abfängt. Dann beult sich das Gefäß aus. Damit nun in dem erweiterten Lumen keine Strömungswirbel des Blutes entstehen, lagern sich genau in diese Ausbuchtungen grützartige und fetthaltige Substanzen (Atherome) ein. Die Schwellungen drängen nach außen, nicht nach innen. Diese Vorgänge zeigen aus miasmatischer Sicht deutlich, wie der Körper kompensiert, indem er zuerst sykotische Prozesse = Schwellungen, Ablagerungen in Gang bringt, ehe ein syphilitischer Gewebeuntergang (Infarkt, Perforation) geschieht.
- Das Myokard ist reich an Anastomosen (Überbrückungs-, Verbindungsgefäße) zwischen den Koronararterien, deren Ästen und zwischen den Verzweigungen dieser Äste, so dass immer eine vollständige Blutversorgung gewährleistet ist. Lange glaubte man, die Koronararterien seien Endarterien. Die anatomischen Verhältnisse der Herzmuskelwand können also keinen Gefäßverschluss und damit keinen Myokardinfarkt herbeiführen. Vielmehr wurde durch die moderne Neurophysiologie bestätigt, dass es durch den aktivierten Konflikt (starker Selbstwerteinbruch) zu einer idiopathischen Herzmuskelnekrose kommt.
- Die Innenschichten des linken Herzens sind beim Vorgang der Systole, die bekanntlich länger dauert als die Diastole, blutleer gepresst. Pro Herzschlag sind sie nur 0,2 Sekunden durchblutet. Bei jeder Systole wird das Blut aus den Arterien bis in die Koronararterien zurückgepresst.

10 Der Heidelberger Pathologe Richard Thomas bewies dies bis 1923 an 10 000 pathoanatomischen Präparaten.

Das bedeutet, in einer Arterie fließt Blut rückwärts, eine Ausnahmeerscheinung in der Natur!

Die rechte und linke Herzkammerwand setzt sich aus gleich vielen Muskelfasern zusammen, die ein Leben lang nicht regenerationsfähig sind - wie auch die Nervenzellen. Interessant ist, dass die linke Kammerwand doppelt so dick ist wie die rechte. Das ist möglich, weil jede einzelne Faser den doppelten Querschnitt der rechtsseitigen Kammermuskelfaser annimmt. Hinzu kommt, jede linksventrikuläre Herzmuskelfaser muss ein Vielfaches an Energie- und Stoffumsatz bewältigen, fünfmal so viel wie jede rechtsventrikuläre und das Zehnfache jeder Vorhoffaser und dies, obgleich ihr nur wenig Stoffaustausch zur Verfügung steht!

Ferner sind die Myokardgebiete der Links-Innenschichten ein Leben lang saurer (pH 6,7) als im übrigen Herzgewebe (pH 7,0 – 7,2). Grundsätzlich wird die Energie des Herzmuskels auf aerobem Wege gewonnen. Aerobe Prozesse geschehen bei einem pH-Wert von 7,0 bis 7,2. Ist nun im Organismus durch schwerwiegende Versäuerung und selektivem Zelldruck eine Umschaltung auf anaerobe Milchsäuregärung nötig, sinkt der pH-Wert auf 6,7, der im linken Herzen normal ist. Doch bei weiterem Absinken beginnt ab pH 6,2 bereits der örtliche Zelltod. Es gibt somit nur eine geringe Toleranzbreite der Blut- und Gewebeversäuerung und eine große Gefahr der Herzmuskelschädigung durch das, was uns allenthalben bei chronischen Krankheiten begegnet:

- Infekte
- Stoffwechselstörungen (Hyperglykämie, Hyperurikämie)
- Erhöhte Adrenalinausschüttung unter Stress und Nikotinsucht
- Hungerdystrophie bei Magersucht
- Leber- und Niereninsuffizienz

Unter diesen Einflüssen und bedingt durch die saure Stoffwechsellage der linken Herzinnenschichten entstehen örtliche Kleinherdnekrosen und wird der programmierte Zelltod (Apoptose) ausgelöst. Die kleinen Herde können sich zu größeren Herdgebieten zusammenschließen. Die diese Herde durchfließenden Kapillaren reagieren mit Wandverquellungen (sykotisch). Durch weitere konfluierende Herde werden immer größere Muskelareale betroffen und beginnt ein zerstörerischer Prozess (syphilitisch) des Gewebeuntergangs, den man „transmuralen Infarkt[11]“ nennt. Er wird ausgelöst durch Lysozyme, die in einer chemischen Kettenreaktion rasant das Gewebe auflösen. Es leuchtet ein, dass das Anwachsen der zunächst örtlich begrenzten Kleinherdnekrosen chronisch verläuft und erst, wenn die Zunahme der dabei entstehenden kleinen Narben die Herztätigkeit immer mehr einschränkt, der Weg in die explosionsartige Katastrophe führt. Diese Vorgänge erklären auch, dass die Intimareizung durch rückwärts fließende Laktate und Gewebetoxine im Blut des linken Ventrikels eine andere Art von Gefäßschädigung bewirken als die atheromatöse Veränderungen durch fettartige Substanzen. Was wir „Herzinfarkt“ nennen, beginnt also in der Intima des linken Herzens mit ihren anatomischen Besonderheiten; Thrombosen und Gefäßverschlüsse sind dagegen die *Folge* der nekrotischen Veränderungen der Linksherz-Innenschichten und nicht ihre Ursache.

Was wir für die ganzheitliche Behandlung aus diesen kardiologischen Erkenntnissen, die wir hauptsächlich Thomas Kern verdanken, gewinnen, liegt auf der Hand:

11 Lat.: durch die Wand hindurch, die ganze Wand erfassend.

Die stärkere Durchsäuerung und geringere Stoffwechselleistung der Linksherz-Intima verlangt eine gründliche Entsäuerung von Blut und Gewebe im gesamten Organismus, damit die geringe Schwelle von pH 6,7 zu 6,2 nicht überschritten wird. Auch die Notwendigkeit, den Körper zu entgiften und zu entschlacken wird offensichtlich, wenn wir bedenken, dass durch den arteriellen Rückstau eine Rückströmung von Abbauschadstoffen in die arterielle Strombahn möglich wird. Es reicht also nicht, nur homöopathische Arzneien bei Herzpatienten einzusetzen, weil die Gefahr der örtlichen Apoptose besteht und die Verseuchung von Blut und Gewebe durch Schadstoffe ohne physische Abhilfe weiter voranschreitet. Wenn Homöopathen verkünden, man könne Herzkrankheiten nur begleitend therapieren, beachten sie nicht die physiologischen Bedingungen der Linksherz-Intima. Nach einem Herzinfarkt ist aus dieser Sicht auch der Einsatz von Markumar mit der Botschaft „Das müssen Sie jetzt immer nehmen" kritisch zu betrachten. Denn, wie die Praxis zeigt, können weitere Infarkte stattfinden, wenn der Organismus weiterhin an der Grenze des genannten pH-Wertes bleibt und das Blut nicht entsäuert und entschlackt wird. Dazu ist eine Ernährungsumstellung auf mehr basische und ausscheidende Kost (Rohsäfte und Vollwertkost) und eine Darmsanierung unabdingbar. Patienten, die nach einem Infarkt ganzheitlich behandelt werden und ihren Konflikt hinter der Krankheit lösen, brauchen kein Markumar mehr. Es reicht somit nicht der Blick auf die Viskosität des Blutes zu richten, vielmehr sollte uns die Qualität der Blut-Parameter und der Zustand des Gesamtorganismus interessieren.

Verweilen wir noch einen Moment bei der Ursache von Versäuerung. Die Erkenntnisse über die Besonderheiten der linksseitigen Herzinnenschichten bestätigen, dass die zentrale Ursache eine Sauerstoffmangelatmung ist. Sie provoziert eine Erhöhung der Wasserstoffionen und dadurch den Säuregrad. Natürlich ist es ehrenwert, dass man in der Naturheilkunde erfolgreich den Samenextrakt von Strophantus als phytotherapeutisches Simile einsetzte, weil es die Wasserstoffkonzentration löst (Wasserstoffdonator).

> *Mit der Strophantus-Gabe schwindet sofort der Schmerz, das Säure-Milieu der Innenschichten wird gleichzeitig alkalisiert, und ein subjektives Wärmegefühl zeigt, daß das Ich am Orte seiner ursprünglichen Wirksamkeit wieder eingesetzt ist.*
>
> Schöffler, ebenda

Aber das steht dennoch in keinem Verhältnis zur Notwendigkeit, den Patienten zu einer gesunden Atmung anzuregen, da durch sie genügend Kohlendioxid ausgeschieden und auf natürliche Weise ein basisches Milieu im Organismus erzeugt wird. Am besten ist es, Atemübungen zusammen mit solchen hilfreichen Arzneien aus der Phytotherapie und Homöopathie zu kombinieren.

Die Entdeckung des erhöhten Säurespiegels in der Linksherz-Intima hat einfühlsame Kardiologen auch zu Bewusstsein gebracht, wie nahe Leben und Tod im Herzen beieinander sind. Nur während eines Fünftels des gesamten Lebens ist die Innenschicht genügend durchblutet. Ihr Gewebe ist immer saurer als alle übrigen Gewebsregionen des menschlichen Organismus. Nur wenige Zehntel im Absenken des pH-Wertes führen schon den Zelltod herbei. Im übertragenen Sinne heißt das, wir leben ständig mit der Möglichkeit zu sterben, wenn wir uns zu weit von den Naturgesetzen entfernen, ohne Sinn und Verstand den Organismus, d.h. hier das Blut und Gewebe mit Schadstoffen anreichern und in gewisser Weise mit dem Tod hoch pokern. Wir verstehen jetzt vielleicht auch besser das „Alles-oder-Nichts-Prinzip“ des Herzens. Von spiritueller Warte aus gesehen sind Leben und Sterben, Werden und Vergehen im Kreislauf des Seins unlösbar miteinander verbunden. Vom Lebensvorgang her erscheint es so, als folge das eine dem anderen. Doch die Innigkeit, wie das eine unendlich aus dem anderen hervor- und in es eingeht als ewig währende Schleife, zeigt sich besonders im Herzen deutlich in der Lemniskate der Blutbewegung und in dem schmalen Grat der Mangeldurchblutung und der Säuretoleranz im linken Herzen.

2.2 Die Bedeutung der Kapillaren

Das Kapillarsystem ist der spannendste Bereich der Blutzirkulation, da hier nicht nur ein Gasaustausch, sondern, wie bei jeder Schwelle, eine Transformation der Energien stattfindet. Es ist zugleich der Wendepunkt des Kreislaufs und dient der Aufrechterhaltung des thermalen und Ionenmilieus. Dieses bricht bei Schock und Dauerstress zusammen. Der Kapillarkreislauf ist zudem die einzige offene Stelle des Blutkreislaufs. Er ist der funktionell wichtigste Teil des gesamten Kreislaufs, denn durch die Wand der Kapillaren finden die wichtigsten Austauschvorgänge statt: die Diffusion von O_2 und CO_2, der Austausch von Nährstoffen und der Abtransport von Stoffwechselabfallprodukten.

> *Im Bilde gesprochen findet im Kapillarbereich eine Umwandlung von Qualitäten statt: Druck wandelt sich in Sog; es findet die Umwandlung von Druckabhängigkeit zur Volumen- und Stromabhängigkeit statt; durch den relativ hohen Widerstandsanteil „verhindert“ die Kapillare das Durchschlagen des Druckprinzips in das venöse System – dadurch können neue Qualitäten vorherrschen: Sog, Volumen, Strömung... Im Kapillarkreislauf, offen für Einflüsse aus der Peripherie, können die Organe über Änderung der Stoffwechsellage den Kreislauf beeinflussen.*
>
> Bavastro und Kümmell,
> Das Herz des Menschen

Betrachten wir die physiologischen Gegebenheiten im Kapillarnetz genauer:

Die wichtigste Instanz nehmen die Adventitialzellen = Perizyten ein, auch „Rouget-Zellen“ genannt. Sie sind am Gas- und Nährstoffaustausch zwischen Kapillarblut und Gewebe beteiligt und sind Bindegewebszellen, deren platter Zellleib die Oberfläche der Blutkapillaren mit seinen verzweigten Ausläufern überzieht. Freie Adventitialzellen kommen in der Umgebung kleinerer Blutgefäße vor und besitzen phagozytierende Eigenschaften. Sie gehören also zu den immunkompetenten Zellen.

Der Blutstrom der Arterien bringt O_2 zu den Organzellen, die durchzogen sind vom Netz des Kapillarsystems. Das ist ein eigenes Organsystem, da es weitgehend selbstständig handelt dank der Rouget-Zellen. Am Knie jeder haarnadelförmig gebogenen Kapillarschleife befinden sich diese Zellen, die sich schließen oder öffnen, um ihr den Durchgang des Blutes zu gewähren. Sie werden durch Zellen in der Nähe der Kapillaren, durch das Blut selbst und durch zuführende Nerven des Sympathischen

Nervensystems angeregt. Sie haben deshalb einen Bezug zur Gemütsverfassung. Alle Verkrampfungen setzen sich bis in die Kapillaren fort. Es kommt zu Staus in der Blutversorgung und O_2-Zufuhr. Die Kapillaren und Nachbarzellen erkranken, die Abflüsse der Schlacken stauen sich. Da es Kapillarnetze in der Lunge, Leber und in den Nieren gibt, führen Verkrampfungen zur Hemmung und Erschlaffung der Organtätigkeit.

Zu erwähnen sind noch spezielle so genannte „präkapilläre" Sphinkter, die den Blutfluss regulieren. Ein Teil des Blutes fließt über Arteriolen und Metarteriolen – stets offene Kapillaren – direkt in die Venolen. Sind diese Sphinkter offen, sind auch alle verzweigenden Kapillaren offen, so dass das Blut durch das gesamte Kapillarnetz strömen kann. Sind die Sphinkter dagegen kontrahiert, sind die von den Metarteriolen abzweigenden Kapillaren geschlossen, das Kapillarbett wird nicht durchblutet und das Blut fließt auf direktem Weg zur Venole. Wenn es auch nur die Vorgänge im beinahe mikroskopisch kleinen Bereich betrifft, so sollten wir solche Tatsachen nicht einfach „abhaken", sondern aus ihnen für unsere ganzheitliche Behandlungsweise etwas lernen. Hier finden wir wieder einen Beweis, dass der Organismus um Ausgleich, Anpassung an veränderliche Bedingungen und Wahlmöglichkeiten bemüht ist, damit kein Stress = lebensbedrohliche Ausnahmesituation entsteht. Ist es nicht wert, sich zu fragen, woher die winzigen Sphinkter wissen, wann sie sich schließen und öffnen sollen, wann es zum Wohl des ganzen Menschen besser ist, das Blut „durchrauschen" zu lassen und wann der ganze Mensch in einer vernünftigeren Verfassung ist, für einen gesunden Kreislauf zu sorgen?

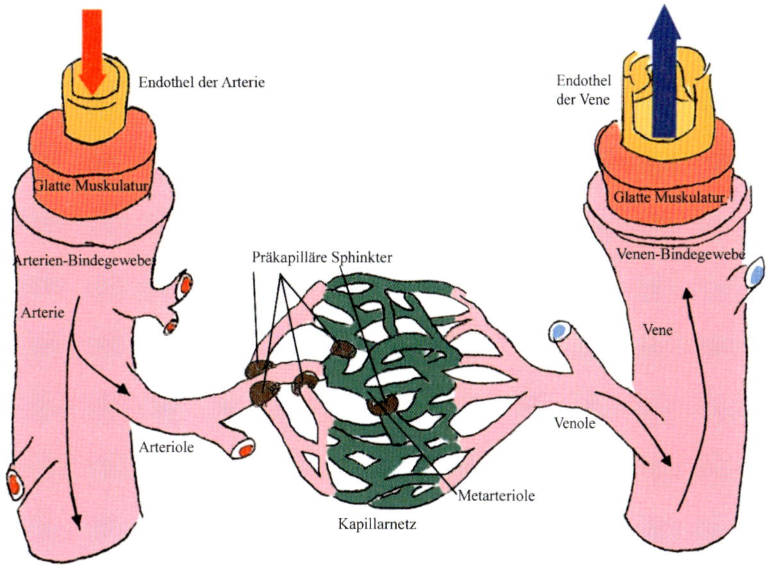

Abb. 20 Schematische Darstellung des Kapillarnetzes

Die Durchblutung der Kapillarnetze ist nicht überall und zu jeder Zeit gleich. Auch das ist ein Wunderwerk an Intelligenz des Organismus! In Gehirn, Herz, Nieren und Leber ist ständig für eine gute Durchblutung gesorgt. Variabilität und Anpassungsfähigkeit sind zum Beispiel bei temporären Vorgängen wie bei der Verdauung (Magen, Darm) notwendig. Das Blut wird an den Ort des Geschehens gezogen; seine Durchblutung sorgt für einen optimalen Gas- und Nährstoffaustausch im nahe gelegenen Kapillarsystem. Geschieht aber das, was bei uns modernen „Workaholics" gang und gäbe ist, nämlich zu viel Körperbewegung nach dem Essen oder gar Essen während des Gehens oder Autofahrens, wird dieser Vorgang gestört. Durch die Muskelbewegung wird das Blut an die Peripherie getrieben, das Kapillarbett rund um die Verdauungsorgane wird nicht durchblutet und es folgen Verdauungsstörungen.

Der Gesamtdurchmesser des Kapillarsystems ist 400-mal größer als der Durchmesser der zuleitenden Arterien und 800-mal größer als der der Aorta. Die Blutstromgeschwindigkeit verebbt im Delta der etwa 5 Milliarden Kapillaren und muss noch durch andere Kräfte zum Weiterfließen angeregt werden. In den Kapillaren beträgt die Strömungsgeschwindigkeit nur 0,3 mm/sec im Gegensatz zur Aorta, wo sich das Blut 320 – 400 mm/sec bewegt. Die Länge einer Kapillare beträgt 1 mm, der Durchmesser bei Durchblutung 5-15 µm. Die Oberfläche aller Kapillaren beträgt 6000 m^2.

Rege Atemtätigkeit, starke Bewegung und Muskelarbeit öffnen die Kapillaren, so dass sie ihre Blutfülle um das Zehnfache mehr „fluten" können als im Ruhezustand. Doch ist hier zu bedenken: Alles zu seiner Zeit! Keine Atemübungen, starken Bewegungen und Muskelarbeit nach dem Essen, sondern vorher!

Alle Organe sind kapillarisiert, ausgenommen mehrschichtiges Oberflächenepithel, Hornhaut, Augenlinse und ausdifferenzierter Knorpel. Die Kapillaren werden aus mehreren Arterien gespeist. Der Ausfall einer kleinen Arterie ist ohne Folge für das Organ. Hängt aber ein Kapillargebiet von einer einzigen Arterie (Endarterie) ab ohne Kollateralen (ausreichende Querverbindungen zu anderen Arterien), so führt der Arterienverschluss (Thrombose, Embolie) zum Untergang, zur Nekrose des betreffenden Gewebes und zum Infarkt. Solche Endarterien sind die Äste der Arterien von:

- Leber
- Nieren
- Milz
- Gehirn
- Netzhaut
- Herzkranz

Besonders weite = sinusoide Kapillaren sind typisch für:

- Leber
- Knochenmark
- Milz
- endokrine Drüsen

Der Sauerstofftransport verläuft aus der Kapillare ins umliegende Gewebe und umgekehrt.

Im Kapillarsystem gibt es besondere Gefäßverbindungen, die Anastomosen; das sind kollaterale = Parallelwege zur Hauptstrombahn, vergleichbar einer Landstraße, die parallel zur Autobahn erhalten bleibt. Man unterscheidet arteriovenöse Anastomosen = Kurzschlusswege in der präkapillaren Strecke von folgenden Varianten:

1. Brücken-Anastomosen: ein Gefäß zwischen Arterie und Vene mit Sperreinrichtungen.
2. Knäuel-Anastomosen (Glomus-Anastomosen): kleine bindegewebige abgekapselte Organe (Glomusorgane), in denen

ein oder mehrere Gefäße knäuelartig zusammengepackt sind.

Solche Anastomosen finden wir vornehmlich in den Fingerspitzen, in Kleinfinger- und Daumenballen, Steißbeinspitze, Nase, in den Schwellkörpern der Genitalien, auf dem Zungenrücken und in der Nasenschleimhaut. Ferner gibt es noch zwei besondere Gefäßverbindungen im Kapillarsystem:

5. Arterielles Wundernetz: ein Kapillarnetz, das im arteriellen Schenkel dem Hauptkapillargebiet vorgeschaltet ist. Es kommt in den Kapillaren des Nierenglomerulus vor.
6. Venöses Wundernetz: ein Kapillarnetz, das im venösen Schenkel dem Hauptkapillargebiet nachgeschaltet ist. Es kommt in den Kapillaren der Leber vor.

Das Blutplasma führt den Kapillaren Nährstoffe zu, die dem Aufbau der Zellen dienen. Auf diese Weise gelangt der Zucker in die Muskeln und das Lezithin zu den Nervenzellen. Es enthält auch die Elektrolyte = gelöste Salze, die durch Aufspaltung in Basen und Säuren elektrische Ströme ermöglichen. Da im Stoffwechsel ständig ein Säureüberschuss entsteht und damit eine leichte Störung des Elektrolythaushalts, ist eine Vertiefung des Atems notwendig. Die Atmung hilft der schlackenlosen Verarbeitung der Nährstoffe in den Zellen und entsäuert das Venenblut. Ist der Atem aber zu flach, ist die Füllung der Lunge mit Blut zu gering. Das wirkt sich wiederum nachteilig auf die Sauerstoffversorgung von Herz und Kreislauf aus. Bei Überfüllung der Lunge mit Blut wie zum Beispiel bei einer Lungenentzündung entsteht schwere Atemnot durch Starrheit der prall gefüllten Lunge. Auch das führt zu einer Sauerstoffunterversorgung von Herz, Kreislauf und den übrigen Organen, weil ungefähr 40 % des Gesamtblutes in der Lunge gestaut bleiben. Wird schließlich der Verdauungsprozess durch schwere Kost überstrapaziert, staut sich bis zu 60 % des Blutes in den Bauchadern. Es gelangt zu wenig Blut in den Lungenkreislauf mit dem Effekt, dass sich die Lungenkapillaren schließen und auch auf diese Weise eine Sauerstoffunterversorgung von Herz, Kreislauf, Kopf und Extremitäten bewirkt, leicht zu erkennen an der bleiernen Müdigkeit nach einer schwer verdaulichen Mahlzeit.

2.3 Konflikte von Herz- und Kreislauferkrankungen

Durch die vorausgegangenen Ausführungen zum Thema Herz und Blutkreislauf sind schon viele Aspekte möglicher Konflikte angeklungen. Es sollte inzwischen klar geworden sein, dass der Verlust von Lebensrhythmus den Verlust von Lebensfreude und schöpferischer Kraft nach sich zieht. Wie auch immer eine Behandlung gestaltet sein mag, bei Herz und Kreislaufproblemen muss die Beachtung der Lebensführung des Kranken oberstes Gebot sein. Dazu zählen auch seine geistige Einstellung zum Leben, sein Lebenssinn, seine Anbindung an das große Ganze der Natur und sein innerer Halt. Die meisten Herz-Kreislauferkrankungen greifen an den „Lebensnerv", es geht um Leben und Tod. Darum ist es wichtig, die Konflikte in den übergeordneten Rahmen spiritueller Aspekte zu stellen und diese in die Therapie einzubeziehen. Damit meine ich, dass es nicht reicht, nur die vordergründigen Konflikte zu bearbeiten und Medikamente zu verabreichen, sondern der Patient braucht von Anfang an Anregungen, Sinn in seinem Leben zu suchen und seine Aktivitäten in den Dienst höherer Kräfte und Werte zu stellen. Materialistisches Denken „tötet" den Herzgeist und lässt das Herz „erkalten". Wie im Folgenden zu sehen sein wird, geht es immer um Selbstbehauptung, Selbstvertrauen und Selbsterkenntnis als Kernthemen hinter den Konflikten. Der Einfachheit halber und zum leichten Finden der Organ-Konfliktbeziehung habe ich sie alphabetisch geordnet.

Aneurysma

Kampf gegen ein bestimmtes Familienmitglied, das möchte, dass etwas Bestimmtes getan wird. Druckausübung der Familie, der/die Betroffene kann dem Druck und den Zwängen nicht mehr standhalten, will ausscheren und gerät in eine permanente Sympathikotonie.

Aortaveränderungen allgemein

Revierverlustkonflikt, es dreht sich um das Verlassen der Eltern oder um Erbrechte (ältester Sohn usw.).

Veränderungen der herznahen Aorta sowie der vorderen Hirnarterien

Revierkonfliktthemen wie bei Angina pectoris und Herzinfarkt. Hier bilden sich in der konfliktaktiven Phase kleine *Geschwüre an der Intima der Aorta*. Die Folge davon ist die *Brustenge* mit ziehenden und brennenden Schmerzen. Es entstehen *erste Defekte an der Aorta* = Ausbuchtung der Gefäßwand (Aneurysma), die dadurch unter hohen Druck gerät und platzen kann. In der Lösungsphase schwillt im Zuge der Heilung syphilitischer Symptome über sykotische Symptome die Intima an. Es besteht die Gefahr der *Thrombenbildung*, wenn jetzt nicht der Konflikt gelöst wird und über das Blut rhythmische Heilimpulse an Herz und Aorta gelangen. Bezüglich der vorderen Hirnarterien muss der Revierkonflikt noch weiter differenziert werden. Meistens geht es um eine unausgesprochene Rivalität zwischen Vater und Sohn. Der Sohn kann sich gegen die Übermacht des Vaters nicht durchsetzen (Druckanstieg in den Hirnarterien, Anschwellung der Intima).

Arteriosklerose herzferner oder peripherer Arterien

Kompetenzkonflikt, weil jemand die selbst auferlegten hohen Ziele nicht erreicht. Auch mit jemandem in Konkurrenz zu stehen und sich unterlegen zu fühlen: „Gegen den/die komme ich nicht an!"

Veränderungen am und im Dünndarm, Yang-Partner des Herzens

Verhungerungskonflikt. Etwas nicht assimilieren zu können. Konflikt, nicht von dem zu profitieren, was man sich angeeignet hat. Dünndarmfunktion: Hier gelangen die Nährstoffe ins Blut = jetzt haben wir etwas von dem, was wir gegessen haben.

Veränderungen am Endokard und an den Herzklappen

Selbstwerteinbruch, die *Herzautorität* betreffend. Während der Konfliktaktivität werden die Klappenventile undicht, die Folgen sind das, was wir Herzklappenfehler nennen und schließlich die Herz-Kreislaufschwäche verschiedener Grade. Die Lösungsphase zeigt sich zu Beginn durch eine *Entzündung der Herzinnenwand* (Endokarditis). Wird hier der Selbstheilungsversuch des Organismus nicht verstanden und auf der sykotischen Ebene unterstützt, kommt es zur Thrombenbildung, zu Embolien in der Lunge sowie zu einer syphilitischen *Herzklappenatrophie*, die dann die echten, schwer zu therapierenden Herzklappenfehler erzeugt.

Wir sehen, Herzklappenfehler ist nicht gleich Herzklappenfehler. Wir müssen den Werdegang zu diesem Symptom erkennen und, ob der Patient sich in der konfliktaktiven Phase oder in der Lösungsphase befindet. Die Diagnose der Endokarditis ist aus ganzheitlicher und miasmatischer Sicht das wichtigste Zeichen, dass der Organismus sich auf dem Weg der Heilung befindet und der Patient dringend in seinem Konfliktlösungsprozess unterstützt werden muss. Es versteht sich von selbst, hier spätestens die Blutqualität untersuchen zu lassen und die Fließeigenschaften zu überprüfen. Wenn das Blut frei und rhythmisch zirkulieren kann, bilden sich auch keine Thromben. Der Absturz in die Syphilinie wird somit aufgefangen und es kommt nicht zur Herzklappenatrophie als Folge der Endokarditis.

Herzinfarkt bei der Frau, Arterienstenose, Cholesterinerhöhung

Männliche Frau (menstruiert nicht, ist sterilisiert, im Klimakterium oder nimmt die Pille), hat einen aktiven weiblichen Revierkonflikt. Typische Probleme: sexuelle Frustration und Depression. Physisch geschieht in der konfliktaktiven Phase eine Ulzeration an der Intima der Koronararterien, die heftige ziehende und brustverengende Schmerzen über dem Herzen = Angina pectoris erzeugen.

In der Lösungsphase schwellen die Intimageschwüre an (sykotische Zellvermehrung) und es wird an den Gefäßwänden vermehrt Cholesterin abgelagert. Das wiederum führt zu einer Gefäßverengung der Koronarien (Arterienstenose). Wird dieser erste biologische Heilungsversuch nicht erkannt, folgt auf die gravierende Mangeldurchblutung ein *Gewebeuntergang = akuter Herzinfarkt*. Das bedeutet: Absturz aus dem sykotischen Heilungsversuch in die Syphilinie.

Es gilt zu bedenken, dass mit der Nahrung nur 15 % Cholesterin aufgenommen werden und der weitaus größte Anteil vom Körper selbst erzeugt wird, um Zellwände abzudichten. Erhöhte Cholesterinwerte sind daher sehr differenziert zu bewerten. Sie sind nicht die Ursache eines Herzinfarkts, vielmehr der Ausdruck biologischer Reparaturbereitschaft nach konfliktbedingten Veränderungen in Gefäßen. Darüber hinaus ist abzuklären, ob

1. Angina pectoris in der Krankheitsgeschichte eine Rolle gespielt hat,
2. die Lebensweise des Patienten zu einer Blutverschlackung geführt hat,
3. eine Diagnose verengter Koronararterien und
4. eine erbliche Belastung vorliegt.

In jedem Falle sind die Konfliktthemen bei Männern und Frauen genau zu überprüfen und zu lösen. Viele Infarkte könnten vermieden werden, würde man sich die Mühe machen, sie im Kontext der physisch-psychisch-mentalen Bedingungen zu sehen. Die Problematik, dass immer mehr Frauen zum Herzinfarkt neigen, zeigt deutlich eine Vermännlichung ihres Selbstverständnisses. Frauen dringen nicht mit ihren natürlichen weiblichen Fähigkeiten (Kreativität, mehrendes und nährendes Prinzip, Multifunktionalität usw.) in die männliche Domäne ein, sondern kopieren männliche Fähigkeiten wie Statik, Beharrlichkeit, Reviersicherung, Identifikation mit dem Arbeitsrevier usw. Dafür zahlen sie einen hohen Preis trotz aller politischen, wirtschaftlichen und sozialen Erfolge.

Der weibliche Herzinfarkt sollte uns ganz besonders an etwas erinnern, was der Arzt und Numerologe Jürg Hess einmal so ausdrückte: „Wir werden als Original geboren. Doch die meisten Menschen sterben als Kopie von jemandem."

Veränderungen an der Herzinnenwand und am Herzmuskel

Selbstwerteinbruch, symbolisch: kein gutes Herz haben, Hartherzigkeit.

Myokarditis (quergestreifte Herzmuskelfasern)

Kompetenzkonflikt und Selbstwerteinbruch. Symbolisch auch eine Herzensangelegenheit: Ich hätte großzügiger sein sollen. Ich hätte verzeihen sollen. Es kommt in der konfliktaktiven Phase zu einer Herzdilatation mit Schwächung der Herzleistung und in der Lösungsphase zu einer Herzmuskelentzündung, einer leichten Hypertrophie des Herzmuskels und schließlich zu einer verbesserten Herzleistung. Die Myokarditis (Entzündung + Hypertrophie) ist somit ein typisches Zeichen der sekundären Sykose = ein Selbstheilungs<u>versuch</u> des Organismus, der aber noch keine Heilung darstellt, sondern therapeutische Unterstützung verlangt.

Herzmuskelschwäche (glatte Fasern)

Bewältigungskonflikt. Etwas (Herzensangelegenheit) nicht weiter transportieren/entwickeln können. Ein Teil der Muskulatur hat vermehrte Peristaltik, der Rest ist vor Stress gelähmt. Dieser Mangel an Koordination führt zu einer Verringerung der Herzauswurfleistung. Es kommt zum Herzstolpern.

Herzrhythmusstörungen

Verlust der Heimat (Linker Ventrikel). Das Herz macht auf sich aufmerksam: Ich lebe noch. Angst, das Herz könnte versagen. Heimweh nach einem geliebten Menschen, der nicht hier sein kann.

Hypertonie

Abwertung in der Ohnmacht, zwei Reviere nicht sichern zu können, jemand kann ein zweites Revier in der Ferne (2. Wohnort) nicht aufbauen. Renale Hypertonie: innerlich vor Wut kochen, den Dampf nicht ablassen können. Dem familiären Druck oder bestimmten Zwängen nicht standhalten können.

Angina pectoris (Koronarerterien)

Männlicher Revierkonflikt: Kampf um den eigenen Arbeitsplatz, um einen Arbeitsplatz allgemein. Die eigene Frau verlässt das Revier und kehrt nicht zurück. Gravierender Streit mit einem Nachbarn.

Veränderungen an Koronarvenen, Herzrasen, Lungeninfarkt, Rechtsherzversagen

Weibliche Revierkonflikte äußern sich darin, im Kampf mit der Schwiegermutter, der eigenen Mutter, mit dem Partner zu liegen. Während des aktiven Konflikts entstehen kleine Defekte (Löcher) an der *Intima der Koronarvenen*. Das führt zu Engegefühl in der Brust = Angina pectoris und leicht brennendem Schmerz über dem Herzen, da auch diese

Venen Kiemenbogenabkömmlinge sind und vom Großhirn sensibel versorgt werden. Im Zuge der Konfliktlösung entsteht eine Schwellung und *Entzündung der Venenintima*. Wird der Organismus jetzt nicht darin unterstützt, den biologischen Heilungsversuch durch bewusste Konfliktlösung voranzubringen, besteht die Gefahr einer Lungenembolie, dann eines Rechtsherzversagens als Folge eines Lungeninfarkts. Eine Lungenembolie wird nicht immer von Beinvenenthrombosen ausgelöst. Es können auch *Thromben der Koronarvenen*, die in den rechten Vorhof münden, von dort in den Lungenkreislauf gelangen.

Wir sehen, dass die Herzarrhythmie (Herzstolpern) zum Linksherzversagen führen kann und die Tachykardie (Herzrasen) zum Rechtsherzversagen.

Krampfadern, Varizen, herzferne, periphere Venen

Sie sind in der Regel ein weibliches Thema (Mutter, eigene Weiblichkeit, Partnerschaft). Sie sind die Manifestation eines Behinderungskonflikts. Jemand hat einen „Klotz am Bein“ durch eine ungeliebte Pflicht (Versorgung eines ungeliebten Familienmitglieds) oder eine ungewollte Schwangerschaft behindert die angestrebte Karriere.

In der konfliktaktiven Phase entstehen leichte *Nekrosen in der Venenwand*, besonders in der Intima. Bei anhaltendem Konfliktstress wird die Atmung flach. Das hat eine Auswirkung auf die Tätigkeit der Venenklappen. Sie erschlafft allmählich und führt zusammen mit der fortschreitenden *Verdünnung der Venenwand* zu Ausbuchtungen und zu Krämpfen (Krampfadern). Im Zuge der Konfliktlösung schwillt die Venenwand an und entzündet sich (sekundäre Sykose). Es besteht die Gefahr der Thrombenbildung, der *Thrombophlebitis*. Wird der Patientin schon beim ersten Erscheinen von Krampfadern der Konflikt bewusst und löst sie ihn, ist eine völlige Heilung möglich. Doch wie so oft, werden Krampfadern als notwendiges Übel ererbter Venenschwäche deklariert und deshalb entstehen Konflikt-Rezidive mit der Folge, dass sich die Venenwand wegen wiederholter innerer Narbenbildung verdickt. Es entstehen *Varizen*.

Wenn wir diese Zusammenhänge begreifen, verstehen wir auch, dass eine Varizenoperation keine Lösung ist, allenfalls eine vorübergehende kosmetische Verschönerung der Beine. Aber der Organismus vergisst nichts, so auch keine ungelösten Konflikte. Darum geraten andere Venen in Mitleidenschaft. Dagegen grenzt es manchmal an ein Wunder, wie sich selbst schwerste Erscheinungen von Krampfadern, die in der konfliktaktiven Phase entstehen, wieder zurückbilden, wenn sofort eine ganzheitliche Behandlung in Gang kommt, bei der bewusst das Thema hinter den krampfenden Venen angeschaut und gelöst wird!

Veränderungen am Perikard

Angstkonflikt um das physische Herz oder um eine Liebe zu jemandem.

Perikarderguss

Attacke gegen das Herz, *Herzinfarkt*, bei dem man instinktiv den lebensbedrohlichen Zustand erkennt. Diagnosekonflikt: „Sie sind unheilbar krank.“ Man nimmt es sich schwer zu Herzen, einem geliebten Menschen Schmerz zugefügt zu haben. Man hält Verzeihung für ausgeschlossen.

Während der Konfliktaktivität bilden sich Mesotheliome in der Herzbeutelinnenschicht (kleine Knötchen). In der Lösungsphase werden diese Knötchen verflüssigt. Daher kommt es zum Perikard-Erguss, der die Herzbewegung einschränkt und so die Herzleistung schwächt. Hier können verschiedene Grade der Bewegungseinschränkung bis zur völligen Blockade führen (Perikardtamponade). Im Heilungsversuch des Organismus ist wieder zu sehen, dass die tertiäre Sykose mit ihrer *Mesotheliombildung* den bedrohlichen Absturz in die Syphilinie signalisiert und der Heilungsversuch selbstverständlich nur in ihrer Verflüssigung liegen kann.

Trockenheit und Atrophie gehören zum Feuerelement, das übermächtig das Erdelement völlig ausgetrocknet hat. Die Lösung ist in der großen Natur wie im kleinen Abbild des menschlichen Organismus eine sanfte Flüssigkeitszufuhr, damit allmählich die trockenen „Erdklumpen", hier die Knötchen, wieder befeuchtet werden. Ist es nicht wunderbar, dass diesen ersten Schritt in Richtung Heilung der Körper selbst vollzieht? Aber es ist eben nur ein erster Schritt, den wir erkennen müssen, denn der *Perikarderguss* ist unangenehm und ruft nach Abfluss der Flüssigkeit, damit sich das Herz in seinem Beutel wieder rhythmisch bewegen kann. Gleichwohl ist die Unbeweglichkeit des Herzens während des Ergusses ein starkes Signal an das Bewusstsein des Patienten – allerdings auch an uns Therapeuten! – dringend den Konflikt anzuschauen. Der Körper ist schon auf dem Weg dahin, aber der Geist muss nun vorangehen, um den Körper begeistert mitzureißen.

Begeisterung für die Lösung ist DAS Thema, das sich durch die gesamte Herz-Kreislaufthematik zieht. Der Perikarderguss lehrt wie alle Etikett-Diagnosen, dass es sich nicht um einen starren Ist-Zustand handelt, sondern um eine Station im Prozess – sei es nun der Prozess des Krankwerdens oder sei es der Prozess in die Lösung, das heißt in Richtung Heilung. Es gibt keine fixierten Zustände. Hat man das einmal wirklich begriffen, wandelt sich die lineare Denkweise Symptom – Arznei – Symptom – Arznei zu einem kreisförmigen, zyklischen und rhythmischen Denken. Etikettierung von Krankheiten führt zum linearen Denken; dem Organismus in seinen klaren Signalen zu vertrauen, führt zu mehr Heilungen. Wir müssen intern beim Organismus in die Lehre gehen und nicht extern in Universitäten oder anderen Ausbildungsstätten. Dort lernen wir nichts übers Leben, nur was man in toter Materie nachweisen kann.

Venenveränderungen

Selbstwerteinbruch meist bei Frauen (aber auch bei Männern), einen Klotz am Bein haben, man wird gehindert, etwas zu unternehmen, irgendwohin zu gehen, zu viele Verpflichtungen, eingeschränkte Freiheit. Ein entferntes Revier = Heimat verlassen haben, die Herkunftsfamilie wurde im Stich gelassen, man konnte nicht mehr zurückkehren.

Bis zur Aufschlüsselung der Konflikte an bestimmten Organorten ist die Neurophysiologie weit entwickelt. Sie ermöglicht uns eine neue Form der Diagnose. Doch dann streben die Äste der Ganzheitsmedizin wieder weit auseinander, so dass die eine Fachrichtung von der anderen nichts mehr weiß. Auf diese Weise entstehen auch nur Teilvorstellungen von ganzheitlicher Heilung. Die Vertreter des „Decodierens" beziehen selten die Homöopathie ein und wissen nichts von den Erkenntnissen der anthroposophischen Medizin. Die Homöopathen kümmern sich nicht um die Konflikte und die musikalischen Proportionen und die Anthroposophen interessiert kaum etwas, was nicht zum hermetischen Innenkreis ihrer Wissenschaft zählt. Die chinesische Entsprechungslehre scheint niemand zu studieren, nicht einmal Akupunkteure integrieren sie selbstverständlich in ihre Arbeit. Das ist die eigentliche Misere. Es ist das ganze wertvolle Wissen vorhanden, aber die Vernetzung fehlt in der Regel.

Versuchen wir gemeinsam, erste Fäden zu spinnen und die verdienstvolle Forschungsarbeit anderer Heilkundebereiche wahrzunehmen und zu würdigen. Das regt die eigene Kreativität an und kreatives Potenzial haben wir bei Herz-Kreislauferkrankungen wahrhaftig nötig.

Bis zu diesem Punkt habe ich versucht, die harmonikalen Ordnungen von Herz und Kreislauf und ihre typischen Lebenskonflikte ins Bewusstsein zu rücken. Es sollte klar geworden sein, dass es alltägliche Konflikte sind, die jeder von uns Menschen kennt. Doch nicht jeder von uns wird herzkrank oder leidet unter Varizen oder Arteriosklerose. In einen Konflikt zu geraten, ist überhaupt nicht tragisch und krankmachend, denn unser Gehirn ist auf fantastische Weise lösungsorientiert. Es braucht Herausforderungen und Probleme, damit es auf Lösungen sinnen kann. Hört diese Herausforderung auf, ist die Demenz nicht weit! Konflikte gehören zum Leben. Tausende Male lösen wir sie. So entwickeln wir uns weiter, denn wir machen jedes Mal eine für unsere spirituelle Entwicklung notwendige Erfahrung. Natürlich sieht jemand, der mitten in einem Revierkonflikt steckt, nicht die spirituelle Komponente. Aber wer nachdenkt, zur Einsicht kommt und eine Lösung findet, die ja immer mit Veränderung im Denken, Fühlen und Handeln einhergeht, spürt intuitiv, dass es ihr/ihm im Ganzen besser geht. Lösungen richten uns innerlich auf. Wir haben eine Hürde überwunden, ein Ziel erreicht und spüren einen gesunden Stolz, wenn ein großer Konflikt gelöst werden konnte. Konflikt ist Drama, Krieg, Chaos. Lösung ist Frieden und Ordnung. Auf diese Weise gehen wir durchs Leben.

Das mache ich meinen Patienten als erstes klar: „Sie haben unzählige Male Lösungen für große und kleine Probleme gefunden. Sie sind von Natur aus lösungsorientiert, sonst säßen Sie gar nicht hier. Jetzt sind Sie offenbar in einem Konflikt sozusagen „hängen geblieben". Jetzt ist der Konflikte tiefer gesunken und zeigt uns beiden durch den Manifestationsort, worum es geht."

Immer wieder erlebe ich Erleichterung bei den Patienten, da sie nicht als lösungsunfähig hingestellt werden, sondern ihre fehlende Energie oder Idee zur Konfliktlösung als Ausnahme erkannt wird; deshalb suchen sie Rat. Wenn ich die Zusammenarbeit Therapeut – Patient von dieser Seite her aufrolle, ist von Anfang an klar, dass der Patient sich selbst heilt, selbst in die Lösung geht, sie sucht und sie findet und meine Aufgabe lediglich dem „Anwerfen" eines vorhandenen, vielleicht leicht eingerosteten Motors gleichkommt.

Der Start in die ganzheitliche Behandlung beginnt mit mehr Elan und Bereitschaft mitzuarbeiten, wenn ich zu Beginn das Potenzial des Patienten erkenne, nämlich von Natur aus lösungsorientiert zu sein. Das hat der Patient meist vergessen und ist nur noch fixiert auf die Tatsache, dass ihm/ihr zu der momentan vorhandenen Problematik noch keine Lösung eingefallen ist. Das zu durchschauen, entschärft die Diagnose und mag als Anregung dienen, solche Satzhülsen wie „Sie sind unheilbar krank“ oder „da bleibt Ihnen nur noch soundso viel Zeit“ aus dem therapeutischen Sprachgebrauch zu eliminieren. Die Natur ist lösungsorientiert und ihre Geschöpfe sind lösungsbereit; dafür sind sie bestens ausgerüstet. Wie schon Paracelsus sagte, ist der Arzt und Therapeut erst nötig, wenn die Kräfte des inneren Arztes einmal nicht ausreichen. Und für diesen Fall wollen wir uns eingehender mit den Konflikten befassen, die einer Lösung bedürfen, weil das Herz das geistige Zentrum des Menschen ist und sein Leid den ganzen Organismus in Mitleidenschaft zieht. Ich möchte als erstes die Homöopathie als Mitspieler einer ganzheitlichen Behandlung und Konfliktlösung vorstellen, da sie aufgrund ihrer Eigenrhythmik, die allen energetischen Heilungsimpulsen eigen ist, vom Organismus optimal „verstanden“ wird und alle Seinsebenen des Menschen anregt.

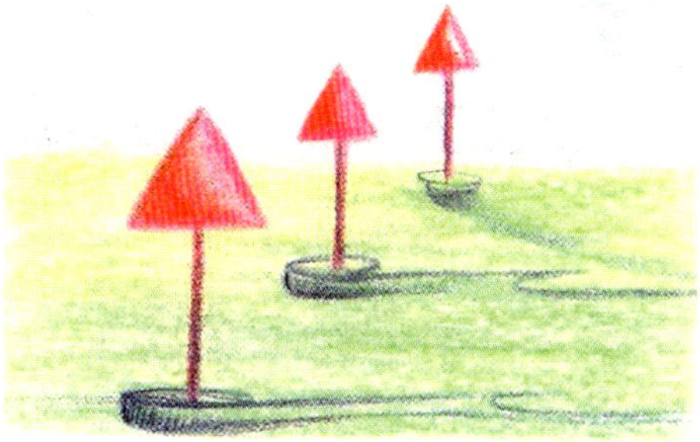

Achtsamkeit

Von Gedanken nicht behindert,
angstfrei,
Verzerrungen überwunden habend,
zu guter Letzt aufgelöst.
In den drei Seinszuständen
(Wachsein, Schlaf, Traum)
sind alle Buddhas in
vollendetem EINSSEIN
vollkommen ERWACHTE.

3. Homöopathie und Konfliktlösung

Das Herz verbindet die größten Extreme; das haben wir in der physiologischen Betrachtung gesehen und das gilt auch im geistigen Sinne. Die Behandlung sollte darauf aufbauen, und die Praxiserfahrungen lehren, dass dies bei Herzerkrankungen besonders erstrebenswert ist. Wir arbeiten in der Homöopathie noch nicht selbstverständlich damit, die Wirkung der Arznei und die Eigenarbeit des Patienten an seinem/ihrem Konflikt als Einheit zu betrachten, weil den meisten Homöopathen der sinnhafte Zusammenhang zwischen Organmanifestation und Konflikt nicht geläufig ist. Aber der ständig wachsende Kollegenkreis, der aus meinen Miasmenkursen hervorgeht, arbeitet bereits mit dieser naturgegebenen Tatsache und erfreut sich an den schlüssigen Heilungsprozessen.

Einen ersten Schritt zum selbstverständlichen Umgang mit Organmanifestation, Konflikt und homöopathischen Arzneien habe ich mit der folgenden Tabelle vorbereitet. Von der Warte der homöopathischen Wirksamkeit aus, die Körper, Geist und Seele erreicht, ist diese Vorgehensweise insofern ideal, als das geistig-seelische Terrain gleichzeitig vom Patienten aktiv bereinigt und in Erlösung gebracht wird. Unten und Oben, Erde und Himmel vereinen sich und daraus erwächst der neue, verwandelte, geläuterte Mensch. Je besser die „Bodenarbeit“ des Patienten in seinem Alltag vollzogen wird, umso tief- und weitgreifender wirkt die Arznei.

In der folgenden Tabelle stehen einige Abkürzungen, die ich vorab erklären möchte:

B = Biologische Lösung

Wie der Begriff schon sagt, versucht der Körper über Reaktionen und Signale dem Kranken mitzuteilen, dass etwas aus der inneren Gesetzmäßigkeit geraten ist. Die biologischen Reaktionen geschehen unwillkürlich und sind im Ansatz immer Versuche der Selbstheilung. Der Organismus versucht in der konfliktaktiven Phase zu kompensieren: immer weg vom Gravierendsten, immer weg von überlebenswichtigen Organen und Prozessen, immer vom Innersten nach außen. Dazu stehen ihm aber nicht unbegrenzte Möglichkeiten zur Verfügung; deshalb kreisen die Veränderungen immer wieder um Schwitzen, Fiebern, Wasseransammlung, Wasserentzug, Entzündung, Ablagerung, Verhärtung und Nekrose.

Physisch-psychische Symptome sind also Lösungsversuche des ganzen Menschen, auch wenn ihm selbst vielleicht nur Gemütsverstimmungen oder nur körperliche Beschwerden bewusst sind. Aber wir als Therapeuten sollten das Ganze wahrnehmen. Wir finden recht schnell den wichtigsten Organort und den damit verbundenen wichtigsten Konflikt, indem wir die Symptome nach Schweregrad ordnen und dabei bedenken, ob ein lebenswichtiges Organ (Speicherorgan, das im Körper immer arbeitet) oder ein Hohlorgan (arbeitet nur temporär) betroffen ist. Dann stellen wir uns die Frage, mit welchem Konflikt der wichtigste Organort einhergeht. Eine Krankheit hat immer verschiedene Manifestationsorte, aber wir müssen prüfen, welche Beeinträchtigung am schwersten wiegt. Dann begreifen wir – mit etwas Übung – dass tatsächlich die Lösung dort ist, wo das Problem liegt. Die biologische Lösung ist ein Selbstheilungsversuch des Organismus und ist noch keine Heilung. Sie dient uns als Wegweiser, worum es bei einer chronischen Krankheit geht. Dann sollte die Tat folgen, nämlich das Zusammenwirken von körperunterstützenden Maßnahmen, rhythmischen Impulsen (Homöopathie) und aktiver, sozusagen „willkürlicher“ Konfliktlösung durch die Eigenleistung des Patienten.

I = Intelligente Lösung

Sie bezeichnet die bewusste und kreative Konfliktlösung. Sie hat nichts mit intellektueller Intelligenz zu tun, sondern mit der Herz-Intelligenz und Ein-Sicht, der die Denk- und Verhaltensänderung folgt. Die homöopathische Arznei ist ein weiterer Repräsentant der intelligenten Konfliktlösung, da sie den Patienten in seinem Bewusstwerdungsprozess – worum geht es bei meiner Krankheit, was gilt es zu ändern? – unterstützt. Freilich sollte die Arznei einen Bezug zum organischen Manifestationsort haben.

Tabelle 1 Herz-Kreislaufkonflikte und Homöopathie

Organort	Manifestation, Krankheit	Konflikt	Lösung	Homöopathische Arzneien
Glatte Fasern des Herzmuskels	Herzmuskelschwäche durch Stress	Eine Herzensangelegenheit nicht bewältigen, nicht vorwärts bringen können	B: spürbares Herzstolpern I: rhythmisches Atmen, schöpferisches Tun, das Freude bereitet und dem Selbstausdruck dient.	Chinidinum hydrochloricum, Convallaria, Crataegus, Digitalinum
Quergestreifte Fasern des Herzmuskeln	Entzündung, Myokarditis, Herzmuskelschwäche durch Dilatation	Inkompetenz: Ich war zu geizig. Ich konnte/wollte nicht verzeihen. Ich handelte wider besseres (Ge-)Wissen.	B: Entzündung des Herzmuskels (2. Sykose) mit der Folge von Hypertrophie des Herzmuskels (1. Sykose), um die Herzleistung zu verbessern. I: Versöhnungsarbeit. Geste des Schenkens – das geben, was man zu geben bereit ist.	Convallaria majalis, Crataegus, Prunus v, Serum anguillae
Herzinnenwand Endokard Herzklappen	Endokarditis, Herzklappenfehler mit Herzkreislaufschwäche, Mitralinsuffizienz	Massiver Selbstwerteinbruch. „Mein Herz kann das nicht ertragen.“ Schwere Enttäuschung in einer Herzensangelegenheit, die mit dem eigenen Wertgefühl als Mann oder Frau zu tun hat.	B: Entzündung der Innenwand (2. Sykose), Vermehrung der Thrombozyten (Blut wird dicker), Klappenventile schrumpfen und werden undicht (1. Sykose) I: Übung: Was tut mir gut? Wo hinein gebe ich meine Energie? Was bringt mich spirituell voran? Welches sind meine Qualitäten? ICH EHRE MEINE ERFAHRUNG.	Adonis, Apocynum, Bacillus dysenteria (Dys) (Bach), Cactus grandiflorus, Aurum bromatum, Serum anguillae

Organort	Manifestation, Krankheit	Konflikt	Lösung	Homöopathische Arzneien
Herzbeutel Perikard	Perikarditis, Herzbeutelerguss, Herzbeuteltamponade (völlige Blockade der Herzbewegung)	Eine Attacke gegen das Herz konnte nicht abgewehrt werden. Diagnose: „Sie sind unheilbar krank/schwer herzkrank.“ Sich etwas sehr zu Herzen nehmen. Einem geliebten Menschen Leid zufügen und resignieren: Das kann nicht verziehen werden!	B: Herzbeutelerguss = Flüssigkeitsansammlung = reales Verlassenheitserlebnis. I: Sich selbst verzeihen. Ich darf Fehler machen. Vorne ist die Lösung. Ich habe etwas aus meinem Fehler gelernt und gehe in die Versöhnung.	Calcium fluoratum
Koronararterien	Angina pectoris, Herzinfarkt infolge von Koronarthrombose, Linksherzinsuffizienz/-versagen	Männlicher Revierkonflikt: Kampf um Arbeitsplatz, Frau läuft aus dem Revier. Folge: Resignation. Weiblicher Revierkonflikt: Amenorrhoe, Sterilisation, Klimakterium oder sexuelle Frustration. Folge: Depression.	B: Prostataschwellung (Sykose), Lungenödem (Sykose), Cholesterinerhöhung (Sykose) = Gefäßverengung, Herzengegefühl mit Krampf = dringender Hinweis auf ENGE im Denken und Handeln und Notwendigkeit der Änderung	Arnica, Arsenicum album, Carbo vegetabilis, Convallaria majalis, Crataegus, Ergotinum, Kreosotum, Laurocerasus, Lilium tigrinum (w), Prunus virginiana, Serum anguillae
Koronarvenen	Angina pectoris, Herzrasen, Lungeninfarkt, Rechtsherzinsuffizienz/-versagen	Weiblicher Revierkonflikt: Kampf mit der Schwiegermutter, Partnerprobleme Männlicher Revierkonflikt: Kampf mit der Mutter, Partnerprobleme.	B: Schwellung und Entzündung der Intima (1. + 2. Sykose), vermehrte Thrombenbildung, Engegefühl in der Brust + brennende Schmerzen = dringender Hinweis, die eigene Kompetenz + Autorität zu sichern.	Antimonium tartaricum, Laurocerasus, Phosphor
Venen allgemein	Varizenbildung	Selbstwerteinbruch. Etwas behindert und wirkt wie ein Klotz am Bein, viele familiäre Verpflichtungen. Die Heimat musste verlassen werden. Die Herkunftsfamilie wurde im Stich gelassen. Eine Rückkehr ist nicht mehr möglich.	B: Venenerweiterung, um mehr Substanz aufnehmen zu können. I: In die eigene Form kommen. Den Wert des eigenen Lebens erkennen. Entscheiden, ob und in welchem Grad die Verpflichtung eingehalten werden muss.	Calcium carbonicum, Calcium fluoratum, Carbo vegetabilis, Fluoricum acidum, HAMAMELIS, Lycopus vulgaris, Pulsatilla, Sepia

3.1 Lösungsideen

Wir haben nun zwei Darstellungen der Themen und Konflikte beisammen, um zu begreifen, was hinter Herz- und Kreislaufkrankheiten stehen kann. Das ist der wesentlichste Schritt in der ganzheitlichen Behandlung, denn nun wissen wir, worum es geht, was sozusagen unter den Krankheitsetiketts schwelt. Wenn wir erst einmal an diesem Punkt angekommen sind, ist es nicht mehr so schwer, Lösungshilfen zu vermitteln. Eine echte Lösung des Konflikts geschieht immer nur durch eigenes Erleben. Folglich macht es keinen Sinn, dem Patienten einen Lösungsvorschlag zu unterbreiten, sondern er/sie braucht eine Anregung von uns, wie er/sie ins Eigenerleben gelangt. Wir sind die Wegbereiter, doch der Patient muss den Weg gehen.

Im Vordergrund stehen im Grunde vier große Konflikte:

1. Die eigene Kompetenz bzw. Autorität wird in Frage gestellt oder behelligt.
2. Jemand fühlt sich in seinem Revier bedroht.
3. Jemand kann sich nicht verzeihen aufgrund einer begangenen unrechten Tat.
4. Jemand mutet sich mehr zu, als er/sie bewältigen kann.

Die Frage erhebt sich, welcher Anregungen der Patient bedarf, um seinen Konflikt zu lösen. Dass dies nicht intellektuell geschehen kann, dürfte einleuchten, denn sonst wäre gar keine chronische Krankheit entstanden. Hierbei können wir uns das Verständnis dessen zunutze machen, was rund um Herz und Blutkreislauf aus ganzheitlicher Sicht gesagt worden ist. Bei keinem Organsystem springen die harmonikalen Gesetze so ins Auge wie beim „Kaiser" des Organismus. Folglich müssen sie erkannt werden, um wieder wirksam zu werden. Für den Patienten bedeutet das:

Anschauen – Ja, so ist meine Situation.

Heilungsbereitschaft – Ja, ich möchte meine Situation verändern.

Erkennen – Ja, ich traue mir zu, meine Potenziale zu verwirklichen.

Verwirklichen heißt, jeden Tag das neue Denken, Fühlen und Handeln zu üben. So vollzieht sich ein Heilungsprozess und das ist die einfache Matrix, auf der sich alle genannten Konflikte lösen. Doch wie alles Einfache ist das nicht leicht, denn die meisten Patienten kommen mit dem Anspruch eines Konsumverhaltens und sind überrascht, dass sie erstens an dem Konflikt unmittelbar beteiligt sind und zweitens vieles ändern müssen, um wieder in ihren Lebensrhythmus zu gelangen.

Doch wechseln wir für einen Augenblick die Szene, um zu verstehen, welche Fähigkeiten wir als Therapeuten entwickeln können, um besonders Herzkranke in den oben beschriebenen Heilungsprozess zu geleiten:

Es sind über 50 Therapeuten im 4. Kurs der Medial- und Heilerschulung. Das Thema dieses Fortgeschrittenenkurses ist Schattenarbeit und (Er-)Lösung von gebundener Energie. Die Schulung[12] basiert, kurz gesagt, auf der Fähigkeit, positive Potenziale bei Menschen wahrzunehmen und dazu seine Hellsinne einzusetzen.

Die Kollegen haben die Übungsaufgabe, eine ihrer schlechtesten Eigenschaften auf ein Blatt Papier zu schreiben, dieses zusammen zu falten

12 Näheres dazu auf unserer Homepage www.mediale-welten.com und Literaturverzeichnis

und es dem Übungspartner zu geben. Diese(r) hat die Aufgabe, das positive Potenzial daraus sensitiv wahrzunehmen. Was auf dem Zettel steht, wird nicht enthüllt. Zur allgemeinen Überraschung hat dies eine durch und durch erleichternde und heilende Wirkung. Es ist das eigene negative Selbstbild, das eigene Schuldgefühl, die eigene Unterminierung der Autorität, die enorm viel Lebensenergie verbraucht und somit schöpferische Energie bindet.

Die nächste Übung zeigt das noch deutlicher. Jeder schreibt auf einen Zettel eine unrechte Tat, die er/sie begangen hat. Wieder wird dieser Zettel gefaltet und gegenseitig daraus sensitiv das positive Potenzial „gelesen".

Mit den Fehlern, die wir im Leben begangen haben, müssen wir in die Versöhnung kommen, sonst werden wir krank, ernsthaft krank, denn nichts verschlingt so viel Energie wie Schuldgefühle. Die Kollegen erleben, wie befreiend es ist, Schuldgefühle loszulassen. Wodurch konnte das geschehen? Nur dadurch, dass jemand seine/ihre Wahrnehmung auf das positive Potenzial gelenkt hat.

Krankheit und besonders Herzkrankheit bedeutet eine totale Fixierung auf ein Unrecht, auf eine unverzeihliche Tat, die man selbst begangen hat oder die einem widerfahren ist, da das Herz eng mit dem Gewissen und mit der Eigenautorität verbunden ist. Heilung kann aber nicht stattfinden, wenn diese Fixierung bleibt und chronischen Charakter annimmt. Andererseits ist das Herz das Zentrum der Lebenskraft und Lebensfreude. Das sollten wir uns in der Therapie zunutze machen und deshalb die sensitiven Sinne nutzen, um die Potenziale wahrzunehmen, die dem Kranken dienen, sich selbst zu heilen. Wenn wir in der Homöopathie sagen, dass wir die Dynamis anregen, hilft es uns, die verschiedenen Aspekte der Dynamis oder Lebenskraft beim Patienten bewusst wahrzunehmen. Das bezeichne ich als ganzheitliche Wahrnehmung und wähle dafür gerne das bekannte Yin-Yang-Symbol:

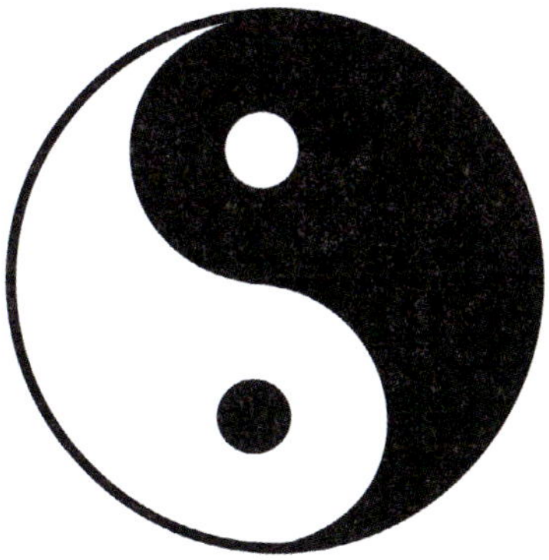

Abb. 21 Yin und Yang – die Kräfte in Balance

Der Patient zeigt uns nur die schwarze Seite, gefangen in lauter negativen Selbstbildern, ein scheinbar hartes, kaltes, unversöhnliches Herz und deshalb lauter Herz-Kreislaufsymptome. Es ist wohl unsere Aufgabe, diese negative Seite anzuschauen, aber Heilung bewirkt das nicht, nur den Hang zu noch mehr Diagnosemöglichkeiten. Eine ganzheitliche Behandlung zeichnet sich aber dadurch aus, dass der Patient als Ganzes, als Mikrokosmos begriffen wird, in dem es kein Entweder-Oder gibt, sondern nur Synergien harmonikaler Ordnungen. Folglich ist es an uns, wenigstens den weißen Punkt im „schwarzen Anteil" der Krankheit wahrzunehmen und – ich behaupte, dass darin die Zukunft der Heilkunst liegt – sich darin zu schulen, den weißen Anteil = die positiven Potenziale mit allen Hellsinnen zu erfassen. Schließlich kommen wir zu der Erkenntnis und Wahrnehmung des „schwarzen Flecks" in unseren positiven Qualitäten, Gaben, Fähigkeiten und Talenten, der nichts anderes bedeutet, als dass wir eben fehlbare Menschen sind, solange wir in Raum und Zeit inkarniert sind. Damit schließt sich der Kreis wieder und wir haben uns mit diesem kreisförmigen Denken wieder an die wirkenden harmonikalen Ordnungen der Natur, die im Menschen walten, angeschlossen.

Das Herz mit seinem Alles-oder-Nichts-Prinzip fordert uns heraus, nicht nur diese Dualität zu leben, sondern auch seine Dreiheit, Vierheit und Vollkommenheit in der Proportion 6:1 (Herz-Atem) zu respektieren, denn dadurch wachsen wir über das Schwarz-Weiß-Denken hinaus.

Die beschriebene sensitive Wahrnehmungsübung, die alles Gesagte zum Selbsterleben bei den Therapeuten geführt hat, können wir für die Behandlung Herz-Kreislaufkranker auf zweierlei Weise nutzen:

1. Wir nehmen die positiven Potenziale beim Patienten wahr und schauen auf diese Weise durch die Etikettkrankheit hindurch.
2. Der Patient bekommt eine Hausaufgabe: Er/sie beschriftet sechs Zettel. Auf einem steht der Kummer, auf die anderen fünf schreibt er/sie je eine Qualität/Gabe/Fähigkeit. Die Zettel werden in 6 gleich aussehende Briefumschläge gesteckt. Sie werden gemischt, so dass die Erinnerung verblasst, was in welchem Umschlag geschrieben steht. In einer angenehmen Atmosphäre – schöne Musik, eine gute Tasse Tee, Ruhe, leerer Magen – legt der Patient ein Blatt Papier bereit, um kurz die Empfindungen, Bilder oder Eindrücke zu notieren, die auftauchen, wenn er/sie nacheinander jeden Briefumschlag auf den Thymus legt. Diese Übung sollte an sechs Tagen ausgeführt werden, ohne die Briefe zu öffnen.

Es ist überwältigend, was Herzpatienten in diesen Tagen erleben. Es ist ihr Potenzial, die Fähigkeit, Ordnungsprinzipien, natürliche Autorität, die eigene Kompetenz anzuerkennen, das den Weg in die Heilung ebnet. Bei der Übung geschieht immer dasselbe: Positive und negative Empfindungen und Bilder tauchen auf, die aber keineswegs an die Aussage im „Kummerbrief" gebunden sind. Die meisten Patienten sind erstaunt über die positiven Energien und Bilder, die sie im „Kummerbrief" sensitiv wahrnehmen. Das sind die momentan nicht gelebten Potenziale. Doch begreifen sie jetzt: Nur weil ich diese vorher nicht wahrgenommen habe, waren sie nicht verschwunden. Sie sind genau so real wie die vermeintlich negativen. Es ist die Vorstellung von etwas, das krank macht – und um das Auflösen und Loslassen von Vorstellungen, Glaubenssätzen und mentalen Fixierungen geht es in der Heilung. Das ist ein spiritueller Wachstumsprozess, den jede ganzheitliche Heilung auszeichnet.

Diesen Prozess beim herzkranken Patienten halten, tragen und nähren wir als Therapeuten energetisch, indem wir ebenfalls die positiven, ungenutzten Potenziale in der Krankheit imstande sind wahrzunehmen. Die Erweckung dieser schlummernden Kräfte muss der Patient selbst erleben. Möge dies ein Anreiz sein, die erweiterte Wahrnehmungsfähigkeit anzustreben, durch die sich auf natürliche Weise die eigene schöpferische Kraft in Gestalt von Übungsideen für Patienten entfaltet.

Es bleibt noch zu sagen, dass besonders diese einfache Übung viel Potenzial enthält, den

Patienten auf allen Seinsebenen in Bewegung zu bringen, letztlich in seinen „herznahen" Lebensrhythmus. Das braucht vielleicht etwas Zeit, aber der Impuls reicht zur Motivation und Verwirklichung aus. Schließlich sind es auch die übrigen Heilungsimpulse, die auf einem solcherart vorbereiteten „Terrain" große Heilkraft entwickeln.

3.2 Homöopathische Arzneien für Herz und Blutgefäße

Nachdem der Bezug von Organort, Konflikt und homöopathischer Behandlungsmöglichkeit hergestellt ist, wollen wir uns einige Arzneien und ihren Organbezug näher betrachten. Leider ist die organotrope Homöopathie aufs Abstellgleis geraten, weil man – warum auch immer – in den letzten Jahrzehnten den psychisch-mentalen Symptomen mehr Aufmerksamkeit geschenkt hat. Das hat dazu geführt, dass viele Homöopathen nur deshalb mit chronischen Krankheiten vermehrt Behandlungsprobleme haben, weil sie gar nicht mehr wissen, wohin Arzneien organisch wirken. Zu diesem Umstand haben auch die vielen Arzneiverreibungen (maximal an zwei Tagen) beigetragen, die den Kosmos der Arznei erforscht haben, aber nicht die Erde in Gestalt des physischen Leibes. Der braucht bei einer Arzneiprüfung mehr Zeit, um den inneren Geist zu manifestieren und davor haben nicht wenige Homöopathen Angst. Wer will schon einen Tumor, ein Geschwür, Schmerzen und Entzündungen, demente oder autoaggressive Anwandlungen als „Symptomvorbilder" (Flury) erleben? Viele neue Mittel haben aber diese aggressiven Aspekte, denken wir nur an die vielen chemischen Stoffe und Medikamente, die es inzwischen in homöopathischer Form gibt und ohne die wir unsere destruktiven Zeitgeistkrankheiten gar nicht mehr therapieren könnten.

Jede Epoche erschafft sich ihre Krankheiten, ihre Arzneien und Heilmittel. Wir leben in einer chemisch vergifteten, verstrahlten und mit künstlichen Materialien versehenen Welt und müssen zusehen, dass wir mit den daraus erwachsenden Krankheiten klarkommen, Es gibt somit keinen Grund, herablassend auf die organotrope und miasmatische Homöopathie zu schauen und die Ein-Mittel-Konstitutionstherapie als das Alleinseligmachende in den Himmel zu heben. Es steht uns an, die Dreiheit in Versöhnung zu bringen und sie für die ganzheitliche Behandlung zu nutzen. Die Organotropie erlebt eine „Renaissance", seit wir mit dem Organ den Konflikt und seine Lösung an ein und demselben Ort verbinden. Ob ferner die Arznei miasmatisch oder konstitutionell eingesetzt wird, ist individuell im Heilungsprozess zu entscheiden.

Stellen wir uns aber zunächst die Frage: Gibt es Menschen, die für Herzkrankheiten prädestiniert sind? Wenn ja, welche Eigenschaften haben sie? Aufgrund der Konstitutionslehre der Homöopathie ist man geneigt, diese Frage schnell zu bejahen, kennt man doch das Arzneiwesen von Aurum, Crataegus, Digitalis oder Arsenicum album. Arzneien, die auf Herz und Blutkreislauf einwirken, müssen somit etwas mit den harmonikalen Ordnungen zu tun haben, die in diesem Organbereich unübersehbar ihre Wirkungsstätte haben. Wie immer in der Homöopathie hängt die hohe Ähnlichkeit zwischen den realen Krankheitssymptomen und den Symptom*vorbildern* (gewonnen aus der Arzneiprüfung am gesunden Menschen) davon ab, mit welchem Bewusstsein ich ein Mittel wahrnehme.

Als Beispiel diene uns die Vorliebe des großen Herzmittels *Aurum* für klassische, vom Charakter her eher schwermütige Musik. Was sagt uns das eigentlich? Bleibe ich bei dem oberflächlichen Begriff der „Vorliebe" für eine bestimmte Art von Musik, die durch jede andere ersetzt werden könnte? Oder erkenne ich in der westlichen Kunstmusik die harmonikalen Naturgesetze wieder, die 1:1 im menschlichen Organismus wiederzufinden sind? Bleibe ich an der Vorliebe hängen, verordne ich vielleicht dem Herzpatienten das Hören klassischer Musik, weil ich die Modalität gelernt habe, dass dies sein Befinden bessert. Was sagt es mir, wenn die Verordnung keineswegs fruchtet und der Patient sich immer schlechter fühlt trotz klassischer Musik?

Gehen wir mit ganzheitlichem Bewusstsein an diese Vorliebe für klassische Musik heran, erkennen wir als erstes darin einen Selbstheilungsversuch des Patienten, denn Kunstmusik löst in den Körperflüssigkeiten mandalaähnliche Strukturen hervor, die immer die Grundformen von Kreis = das Ewigwährende, Viereck = die inkarnierte Manifestation in Raum und Zeit und Dreieck = Leben, Bewegung enthalten. Intuitiv fühlt sich der Herzpatient zu diesen Heilungsbotschaften und Urgesetzen der Natur hingezogen und wählt dafür sinnigerweise den Klang, die Musik. Doch befindet er sich in einer Lebenssituation, in der dieses für ihn natürliche „Heilmittel" nicht mehr wirkt. Darum ergibt es keinen Sinn, ihm oder ihr klassische Musik zu verordnen. Zu dieser Erkenntnis bin ich auch bei den Herzkranken gekommen, bei denen ich eine „Aurum-Persönlichkeit" wahrnahm, die aber noch gar nicht den Zugang zur Musik gefunden hatten, die sogar die klassische Musik mieden – nicht etwa, weil sie sie nicht mochten, sondern weil sie „sicher" waren, dass sie ihnen nicht hilft. Ein interessanter Glaubenssatz! Wie dem auch sei, die Botschaft, dass *Aurum* eine Affinität zur Kunstmusik hat, ist der Wegweiser zu der Gabe des Patienten, zu seinem Potenzial, harmonikale Ordnungen prinzipiell anzustreben. Davon ist sein Leben beseelt.

Die gleiche Gabe finden wir bei einer *Arsen*-Persönlichkeit. Sie hat ein ausgeprägtes ästhetisches Empfinden, das sich vielleicht in der Sprache, in der Poesie oder Kalligrafie ausdrückt. Wiederum spielt es keine Rolle, ob der Patient diese Gabe bereits verwirklicht hat oder nicht, sie ist vorhanden und wir müssen sie erkennen, denn die Schönen Künste, wie sie auch immer ausgedrückt werden, spiegeln immer dieselben harmonikalen Lebensordnungen wider und Herzkranke haben dafür ein untrügliches Gespür, sei es auch noch so verschüttet. Wird es geweckt, erwachen auch sofort die Selbstheilungskräfte.

Nehmen wir ein weiteres interessantes Beispiel, *Lilium tigrinum*. Kaum eine Persönlichkeit reckt sich so dem Ideal, dem perfekten Menschsein himmelwärts entgegen wie sie. Sie weiß um die hohen Ziele aus Weisheitsbüchern und strebt ihnen durch mancherlei Meditationsarten, Körper-Geistübungen, Askese, Keuschheit, Reinheit des Körpers und der Gedanken entgegen. Aber da ist nicht nur das Höhere Selbst am Werk, sondern auch der „ewige Widersacher", das Ego- oder Jedermannsbewusstsein. Das wird abgelehnt, als schlecht und teuflisch im Vergleich zu den hehren Vorstellungen empfunden. Das führt in die Frustration; nagt sie lange genug an der Lebenskraft, wird das Herz mitsamt seinem Kreislauf krank. Vorstellung bleibt Vorstellung und ist ihrem Wesen nach bereits der Inbegriff von Ego-Bewusstsein, denn nur diese Instanz kann sich die Vorstellung von etwas zusammenzimmern, urteilen und vergleichen. Und jeder Vergleich führt unweigerlich in den Mangel. Herzkranke mit diesem Idealismus manifestieren typische Symptome, die mit dem Yang-Partner des Herzens, mit dem Dünndarm korrelieren. Verdauung, auch im geistigen Sinne, findet immer in der Mitte statt und die Mitte ist die Erde. *Lilium tigrinum*-Persönlichkeiten benötigen ähnlich wie *Sepia* (Kopf-Füßler!) das Erlebnis der (Bauch-)Mitte, denn nur dort kann Menschlichkeit gefühlt und erlebt werden. Es fehlt sonst der Bezug zur Erde, zur Mutter, zur schöpferischen Kraft.

Das große Potenzial dieser Persönlichkeit ist allerdings, dass sie die „zwei Seelen in *einer* Brust" tatsächlich wahrnimmt – und darunter heftig leidet, wenn sie nicht das lernt, was das Herz lehrt: Integration, die lemniskatenähnliche Vereinigung von Extremen. Auch diese Arznei-Persönlichkeit lehrt uns, dass in ihrem Problem auch das Potenzial der Lösung ruht. Wo das Problem ist, ist immer die Lösung, man muss sie „nur" erkennen, durchschauen und daraus einen kreativen Nutzen ziehen.

Greifen wir aus dem Fundus hervorragender Herz-Kreislaufmittel noch einige „Kaiser/Innen" des Rhythmusgefühls heraus. Da sind die drei *Sepia, Pulsatilla* und *Calcium carbonicum* zu nennen. *Sepia* stammt aus dem Tierreich des Wasserelements, *Pulsatilla* gehört dem Naturreich der Pflanzen an und *Calcium* vertritt das Naturreich der Minerale, lebt aber im Wasser auf einer festen (Austern-) Bank, auf einem festen Platz. Was alle eint, ist ihr ureigener Lebensrhythmus – hier die Gezeiten, dort der Wechsel der Jahreszeiten, dort die zyklische Bewegung von Öffnen und Schließen. Für den Tintenfisch ist die pulsierende Fortbewegung typisch; man könnte sie auch „impulsiv" nennen oder musikalisch in einen punktierten Rhythmus umsetzen: ta dam - ta dam - ta dam usw. Das ist der „kleine" Lebensrhythmus, eingebettet in den großen Wasserlebensrhythmus von Ebbe und Flut.

Das finden wir in der *Sepia*-Persönlichkeit wieder. Sie liebt den prägnanten Rhythmus, sie muss ihn in jeder Zelle spüren, sie will in diesem akzentuierten Rhythmus schwingen. Auf den Alltag übertragen bedeutet das, dass er Akzente braucht. Nichts ist furchtbarer für *Sepia* als Eintönigkeit, Routine und Langeweile. Sie braucht einen klar erkennbaren Lebensrhythmus aus Aktivität und Pause, aus kraftvollen Bewegungen, um vorwärts zu kommen und ein schwebendes Gefühl, wie vom Wasser getragen zu werden. Der pulsierende Rhythmus wird erst in seiner existenziellen Bedeutung für das Leben einer *Sepia*-Persönlichkeit im Vergleich mit dem energielosen und gleichförmigen Dahinleben überdeutlich und deshalb wird die Routine mit Pflichterfüllung so vehement abgelehnt. Die Impulsivität von *Sepia* entspricht fast genau dem punktierten Schlagrhythmus des Herzens. Das große positive Potenzial von *Sepia* ist das untrügliche Gefühl für die Stimmigkeit zwischen Herz- und Lebensrhythmus, für die Vitalität beider Rhythmen. Darf oder kann der nicht sein, reagieren auch beide heftig: hier Herzstolpern, Herzrhythmus- und Kreislaufstörungen – dort Ausbrechen aus der Routine ohne Rücksicht auf Verpflichtungen und Verantwortung. So gelangt *Sepia* in den Zustand eines „kühlen" Herzens oder gar der Hartherzigkeit. Der Weg in die *Sepia*- Befreiung kann nur geschehen, wenn die Person wieder markante Akzente der Abwechslung in ihrem Alltag setzt und eine Bewegungsform ausübt, die ihrem vitalen Naturell entspricht und eine eindeutige Ordnung wie bei einem choreografierten Tanz ausdrückt.

Ganz anders bei *Pulsatilla*. Die blaue Blume blüht kurz und „heftig“ und passt sich ganz den Umweltbedingungen ab. Sie öffnet sich, wenn das Wetter optimal ist, sie schließt sich, wenn es draußen unwirtlich ist und ihre Blüte dreht sich mit dem Licht. In ihrem kleinen Lebensrhythmus gibt es keine Prägnanz, sondern durch die Anpassungsfähigkeit ein ständiges freies Fließen der Energien. Das entspricht auch dem *Pulsatilla*-Wesen, das vieles vertragen kann, aber keine Einengung und Vorschrift. Dennoch gibt es darin verborgen das Extrem des Zusammenhalts von Melodie, Harmonie und Rhythmus wie er in der Kunst der Improvisation zum Ausdruck kommt. Die Wechselhaftigkeit von *Pulsatilla* ist ihr Potenzial; sie verkörpert in dem Yin-Yang-Symbol jeweils den gegensätzlichen Aspekt als Punkt im Yin oder Yang. *Pulsatilla* lehrt, dass im Chaos bereits die Ordnung angelegt ist. Man sieht sie noch nicht, doch im großen Überblick – bei der Blume entsprechend im großen Jahreslauf – sind Sinnhaftigkeit, Logik und Rhythmus erkennbar, nur muss man dazu seinen Wahrnehmungsradius weiter stellen. *Pulsatilla* hat einen Bezug zum venösen Blutfluss, der bekanntlich gleichmäßig strömt und keine besonderen Pulsationen aufweist. Aber das ist nur eine Seite ihres Wesens. Das wechselhafte, tatsächlich freirhythmische Geschehen in den Arterien ist nicht minder typisch für *Pulsatilla*. Sie braucht beide Aspekte, also die verschiedenen Rhythmen des gesamten Kreislaufs. Vom Herzen her gesehen wirkt in *Pulsatilla* die Kraft des „Sowohl-als-auch“. Sie hat die Gabe, unvermittelt von dem einen Wesen ins andere zu wechseln. Aus dieser freirhythmischen Wahl zieht sie ihre Lebensenergie und das gilt es bei der Behandlung in Betracht zu ziehen.

Calcium ist der Champion im Mitschwingen, Mitklingen und bezieht aus diesem kollektiven Lebensrhythmus seine individuelle Lebenskraft. Es ist kein Zufall, dass begeisterte Chorsänger/Innen oft *Calcium*-Persönlichkeiten sind. Für sie ist die saubere Intonation, der klare Klang, der perfekte Rhythmus nicht so wichtig wie das Gemeinschaftsgefühl beim Singen und die Hingabe an schöne, zu Herzen gehende Lieder. Bei ihnen dringt die Musik bis in die Zellen. Sie sind die emotionalen Harmoniker und daher oft die besseren Musiker, weil sie das herüberbringen, was sie empfinden. Dadurch sind sie authentisch.

Da sie oft natürliche Heilergaben besitzen, wählen sie intuitiv die für sie passende manuelle Therapie, bei er es um das Spüren feinster Bewegungen geht wie bei der Lymphdrainage, viszeralen Osteopathie oder Kraniosakraltherapie. Ihr großes positives Potenzial liegt darin, das Fließen der körpereigenen Rhythmen geschehen zu lassen und nicht aktiv einzugreifen, wie das beispielsweise bei der Massage notwendig ist. Ihnen muss man nicht erklären, dass das Herz der Sitz des menschlichen Gemüts ist, sie wissen das aus eigener Erfahrung. Ihr Herz wird nur krank, wenn sie isoliert werden, wenn der wärmende Schutz von Familie und Gemeinschaft fehlt und sie sich alleine in der als kalt empfundenen Welt behaupten müssen. *Calcium* verkörpert die starke integrative Kraft der Herzenergie und es zieht, wenn es noch entscheidungsfähig ist, Menschen ähnlicher „Wellenlänge“ magnetisch an und bildet so ein eigenes kollektives Schwingungsfeld.

Betrachten wir nun die zwei wichtigsten Schlangenmittel, die Herz und Kreislauf „bewegen“, ich zitiere aus unserem Buch „Tiermittel in der Homöopathie“[13]

13 Sonnenschmidt und Knauss, ebenda

Lachesis muta (Buschmeisterschlange)

Körperebene	Schatten/Licht der Psyche	Schatten/Licht der Mentalebene
ZNS, **Blut, Herz, Kreislauf**, Hals, Schilddrüse, Ovarien Haut Ulzeration, Nekrosen, Migräne, Tonsillitis, Diphtherie, **Angina pectoris**, Apoplex	- geschwätzig, zwanghaft, psychotisch, eifersüchtig, zweifelnd, intrigant + wortgewandt, künstlerisch begabt für die Bühne, hellfühlend begabt	- Fixierung auf eine Sache, denkunfähig, Wortfindungsstörungen + Interesse an medialen Fähigkeiten

Naja tripudians (indische Kobra)

Körperebene	Schatten/Licht der Psyche	Schatten/Licht der Mentalebene
Nerven, **Herz, Atmung**, Hals, Ovar links Gefühl von Zusammenschnürung in Hals und Brust, **Herzasthma, Endokarditis** Sprachverlust, Ödeme	- vergesslich, wahnhaft, verwirrt, verstummt, melancholisch, Angst allein gelassen zu werden + hellhörig, sensitiv, kreativ, Ausdruck einer natürlichen Autorität	- geistig gelähmt, brütende Gedanken über eingebildete Probleme, lang andauernde Gedanken über einen realen Kummer + Weitblick, Visionen, geistige Klarheit, Reflexion über den Sinn von Leben und Tod, scharfer Verstand

Beide Schlangenwesen verkörpern in Bezug auf Herz und Kreislauf die gleichmäßige Schwingung und das Alles-oder-Nichts-Prinzip des Herzens, denn der Urstoff der Giftschlangen ist tödlich und greift unmittelbar ins Lebenszentrum. Für von *Lachesis* oder *Naja* berührte Persönlichkeiten ist die Wahrung der respektvollen Distanz wichtig, damit sie den gebührenden Raum (ein-)nehmen können. So kommunikativ bis hin zur Redseligkeit *Lachesis* auch sein kann, sie strahlt Respekt und Kühle aus. Sie ist sehr wählerisch, wem sie wirklich ihr Herz öffnet, wen sie an sich heranlässt. Schlangen-Persönlichkeiten finden wir häufig unter Sängern oder Schauspielern, denn Wort, Ton und Stimme sind ihr zentrales Ausdrucksmittel. Das zeigt sich auch im Bezug zu den Atemorganen. Für sie ist der lange Atem und ein gut funktionierendes Herz besonders notwendig, denn beide Künstler leisten Schwerstarbeit auf der Bühne, die Zuhörer und Zuschauer niemals merken sollten. Ein körperliches Problem zeigt sich besonders bei Sängern, die ein so genanntes „Sportlerherz", also ein vergrößertes Herz entwickeln, ohne sportlich zu sein. Sie bewegen sich körperlich nur wenig, stehen viel, doch die Atem- und Herzleistung ist gewaltig. Die positive und gesundheitsfördernde Seite des Singens ist indes die Stärkung des venösen Blutflusses und damit des rechten Herzens und Lungenkreislaufs durch das tiefe Atmen und den ausgeprägten Zwerchfellrhythmus. Deshalb finden wir bei Sängern selten Krampfadern oder Varizenbildung.

Wir erkennen hier Extreme, auch extreme Leistungsanforderungen bei *Lachesis* und *Naja*, die destruktive Züge annehmen, wenn es keinen Ausgleich im Leben gibt, so dass das Herz zur Ruhe kommt. Das größte Thema der beiden Schlangen ist, ein Maß zur Bewältigung von Aufgaben zu finden und sich nicht permanent zu überfordern. In der Therapie ist zu bedenken, dass es sich um sehr solare, gerne im Rampenlicht stehende Persönlichkeiten handelt, die eine große Spannung aushalten und im Leben brauchen. Sie nehmen gerne Herausforderungen an. Es wäre völlig unangebracht, sie in ihrem Ausdruckswillen zu drosseln. Man muss ein Gespür dafür entwickeln, inwieweit die Spannung zu einer Person gehört und welches Maß darüber hinausgeht und Stress erzeugt.

In der Reihe der großen Herz-Kreislaufmittel darf *Latrodectus mactans*, die schwarze Witwe, nicht fehlen:

Latrodectus mactans (schwarze Witwe)

Körpersymptome	Schatten/Licht der Psyche	Schatten/Licht der Mentalebene
Nerven, Brust, **Atemwege, Gefäße der Extremitäten** **Angina pectoris**, Alkoholismus. Extreme Apnoe, klonische Muskelkrämpfe, Taubheitsgefühl, Zittern und Lähmung der oberen und unteren Extremitäten, eiskalte Haut mit kaltem Schweiß, schreit vor Schmerzen	- unruhig, verstört, panisch, depressiv, gewalttätig. Auffällig: Weinen und Weinerlichkeit bei Männern + gelassen, in sich ruhend, geduldig, kann warten, weibliche Stärke leben (Wahl des richtigen Zeitpunkts)	- Leben verachtend, Zerstörung von Normen, Gesetzen, Konventionen, Regeln, eigene Gesetze bestimmend, Egozentrik + Eremitenbewusstsein, Solist, Grenzüberschreitung im Denken und Handeln, starker Pioniergeist, lässt sich durch nichts aufhalten, kümmert sich nicht um das, was andere sagen

Diese Spinne könnte man in ihrem Wesen und Bezug zu Herz und Blutkreislauf als hohe Potenzierung von *Pulsatilla* bezeichnen, auch wenn die Blume harmlos ist im Vergleich zum aggressiven Gift der Spinne. Aber sie ähneln sich in der Unkonventionalität ihres Verhaltens und ihrer harmonikalen Ordnung des freien Rhythmus, der Improvisation, die, wie für *Latrodectus* typisch, gerne ihre eigenen Regeln und Gesetze einbaut. *Latrodectus*-Persönlichkeiten verfügen über eine schier unerschöpfliche Ressource kreativen Potenzials. Wir finden sie unter Forschern und Künstlern gleichermaßen, die von der Verwirklichung einer Idee wie besessen sind und sich durch nichts und niemanden aufhalten lassen. Ihr Energiefluss gleicht einer starken schnellen Strömung, was sich körperlich in dem ungestörten, rhythmisch variierenden Blutfluss in den Arterien ausdrückt. Für diese vitalen Persönlichkeiten ist es von zentraler Bedeutung, dass die Versorgung mit Blut und Nährstoffen bis in die Zehen und Finger der Extremitäten gelangt. Das geht nur, wenn die Kapillaren durchlässig sind. Deshalb ist die Ernährung *das* Heilmittel schlechthin. Unterstützt mit der Arznei *Latrodectus mactans* hilft es dem Patienten, das sauerstoffreiche Blut ungehindert zu transportieren. Das wichtigste Thema bei *Latrodectus* ist die Klärung von Grenzen – der eigenen Grenzen und des eigenen Reviers. Das hat wiederum mit der Entwicklung von Eigenidentität zu tun und selbstverständlich bei einer solchen starken Persönlichkeit mit Autorität. Kümmert sie sich zu wenig oder nicht um diese notwendigen Maßnahmen, wird sie orientierungslos und das entfacht bei ihr Brutalität anderen gegenüber und Panik. Anders als bei den Schlangen, die Distanz einfordern, muss die Schwarze Witwe sich selbst um den Abstand kümmern, den sie haben will, das bedeutet, Grenzen zu stecken und sie selber zu respektieren.

Die Neigung zu Angina pectoris ist hier psychosomatischer Natur. In der Behandlung von Patienten mit dieser Symptomatik, bei der wir eine *Latrodectus*-Ähnlichkeit wahrnehmen, ist oberstes Gebot, für sich selbst und dem Patienten gegenüber klare Grenzen zu ziehen. Die gewaltige „Power" überrollt einen sonst wie eine Tsunamiwelle. Auch die Anregung der Patienten zur Selbstheilung sollte beinhalten, dass sie die Fülle ihres schöpferischen Potenzials in eine Form = Rahmen bringen, der natürlich weiträumig sein darf. Doch müssen auch beim größten Areal (Arbeitsrevier, Wirkstätte) Grenzen definiert werden.

Kommen wir zur nächsten Gruppe von Mitteln, bei denen in Bezug auf Herz und Blutkreislauf sozusagen „von Natur aus", von Geburt an und ererbt ein schwaches Gefühl für rhythmische Prozesse und Einbindung in harmonikale Ordnungen besteht. Dazu zählen hauptsächlich *Crataegus oxyacantha, Cactus grandiflorus, Kalmia latifolia, Digitalis purpurea* und *Spigelia anthelmia.*

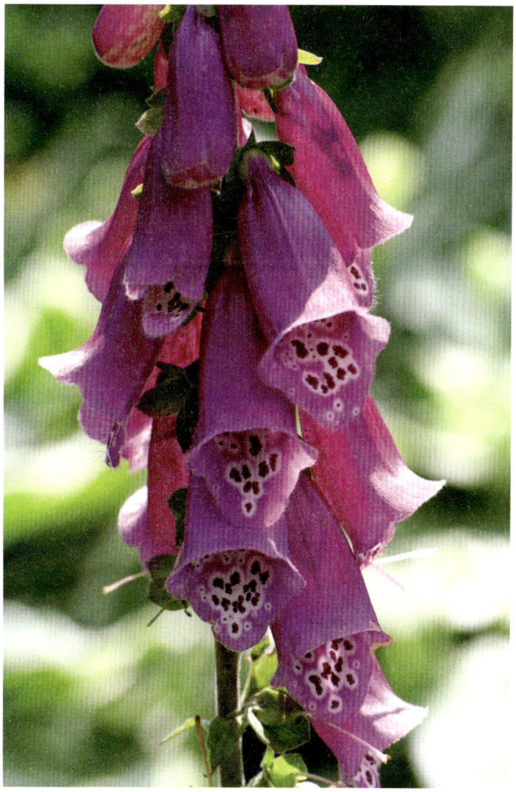

Abb. 22 Digitalis

Digitalis bringt das schwächste Herz mit auf die Welt. Solche Persönlichkeiten müssen mit ihren Kräften haushalten. Auffällig sind der volle unregelmäßige Puls und gleichzeitig die permanente Angst, das Herz könne stehen bleiben. Auch die Atmung ist flach und unregelmäßig. Die Blutzirkulation und die Auswurfleistung des Herzens sind so schwach, dass die Peripherie des Körpers unterversorgt ist und häufig die Finger einschlafen. Zyanotische Erscheinungen an Lippen, Zunge und Augenlidern zeugen von Sauerstoffmangel im Blut. Die *Digitalis*-Persönlichkeit ist schüchtern und introvertiert, oft von asthenischem Körperbau. Ihre Angst, bei heftigen und reichlichen Körperbewegungen könne das Herz stehen bleiben, ist eine Vorstellung. Schaut man, wie sie sich gehend bewegt, sieht man auch das Potenzial: die Gabe, sich fließend und sanft zu bewegen. Deshalb sind Tai Chi und Qi Gong ideale Bewegungsformen für sie, da die Qualität ihrer Lebensenergie gesteigert wird. Auch sollten unbedingt rhythmische Atemübungen durchgeführt werden, damit sich die Sauerstoffaufnahme und -verwertung verbessern.

Ohne Zweifel ist *Digitalis* auch das passende homöopathische Simile für Menschen, die durch ein emotionales Herzeleid, das sie in sich hineinpressen, immer schwächer werden und in dieser Lebenskrise eine Entkräftung des Herzens entwickeln. Das ist ein schleichender Prozess, der sich über viele Jahre hinziehen kann. Ich denke hier an Patienten, die als junge Männer quasi in letzter Minute noch in den Krieg geschickt wurden. Kriegsverherrlichende Parolen sollten ihnen die Angst nehmen. Doch dann erlebten die das krasse Gegenteil, das Elend des Krieges mit seinem Gesetz des Tötens. Dieses Trauma, aus den Höhen aufgebauschter Worthülsen in die Hölle einer Kriegsfront zu stürzen, haben viele dieser Männer nicht verarbeitet und losgelassen, sondern in ihr Herz vergraben. Sie konnten nicht darüber sprechen (*Digitalis*!) und schwächten über die Jahre Herz und Kreislauf. Doch war ihre Herzschwäche nicht angeboren, sondern die Folge traumatischer, unerlöster Erfahrungen. Ihr Problem besteht darin, dass sie den Wechsel vom Krieg mit seinem Gesetz des Tötens nicht in den Frieden mit seinem Gesetz der Versöhnung vollzogen haben. In der Therapie ist wichtig, dass sie zum einen zulassen, ihren Kummer zu beweinen und zum andern mit sich in die Versöhnung zu gehen, damit Frieden in ihr Herz einkehren kann.

Die *Spigelia*-Persönlichkeit bringt auch eine schwache Körperkonstitution mit in ihr Leben und schon zu Beginn leidet sie an dem Erbe rheumatischer Erkrankungen, die in der Familie vertreten sind. Das eint sie mit den Persönlichkeiten von *Kalmia* und *Colchicum*. Die Folge eigener Rheuma-Erkrankungen sind destruktive Herzveränderungen und Aneurysma-Bildungen. Das Leben von *Spigelia*-Persönlichkeiten ist voller Schmerzen – in den Muskeln, in den Gelenken, beim Atmen und im Kopf. Generell gilt für Krankheiten der harnsauren Diathese, zu denen auch Rheuma, Arteriosklerose und Herzverfettung gehören, dass der Organismus entsäuert und entschlackt werden muss. Es hat keinen Sinn, hier nur Globuli zu verordnen. Die Patienten sind so überfrachtet mit Krankheitsbewusstsein, Medikamenteneinnahme und Nebenwirkungen chemischer Schmerzstiller und Entzündungshemmer, dass sie mehr und mehr eine Eigenfunktion in ihrer vielgesichtigen Krankheit sehen. *Spigelia* braucht das belebende Gefühl von Reinigung, Vitalität und den Erfolg des schöpferischen Selbstausdrucks. Der erste Schritt einer gründlichen Darmsanierung ist oft von großem Erfolg gekrönt, denn mit dem Dickdarm ist das Thema des Selbstwertgefühls verbunden. Je besser der Patient ausscheidet, umso besser wird auch die Herzleistung und Blutqualität. Wie bei allen hereditären Übernahmen muss auch bei *Spigelia* der Schritt vollzogen werden, sich vom Krankheitserbe zu lösen und zu begreifen: Jeder Mensch ist ein Original und der Sinn des Lebens ist nicht, die Kopie eines anderen Menschen zu werden – hier zur Kopie von Rheumakranken aus dem Familienfeld.

Auch *Kalmia* leidet an Herzerkrankungen, die sich aus Rheuma entwickelt haben. Steifheit der Muskeln, Gelenkschmerzen und Gichtanfälle liegen in der Familie, weshalb die *Kalmia*-Persönlichkeit dazu neigt, das als

„gottgegeben" hinzunehmen und sich diesem Erbe zu unterwerfen. Kein Wunder, dass bei ihnen auch das „Unterwerfungshormon" Kortison über Gebühr zum Einsatz kommt und schließlich auch noch die Nieren schwächt. Eine ganzheitliche Behandlung mit Ernährungsumstellung auf basenreiche Kost, Entsäuerung, Darmsanierung, Atemtraining und künstlerischer Selbstausdruck bilden die Basis. Es hat sich gezeigt, dass in *Kalmia*-Persönlichkeiten ein starker Kern steckt, ähnlich dem unverwüstlichen Berglorbeer in natura. Auf diese innere Stärke zu bauen ist für uns Therapeuten ratsam. Sie ist daran zu erkennen, wie viel Energie sie täglich aufbringen können, ihre Krankheiten zu nähren durch Schuldzuweisung an Familie und Ahnen und eine fatalistische Lebenseinstellung – „Ich kann ja sowieso nichts ändern!" Natürlich kann auch *Kalmia* etwas ändern wie jeder andere kranke Mensch auch. Die Fokusänderung ist zwar nicht einfach, aber durch ein den Alltag ausfüllendes Heilungsprogramm entfaltet besonders *Kalmia* etwas, das einem als Therapeut/in das Herz aufgehen lässt: Humor und kindliche Lebensfreude.

Mit dem Phänomen der *Colchicum*-Herzprobleme berühren wir eines der größten Schattenthemen unserer Zeit: die sinnlose Vergeudung von Lebensenergie alter Menschen. Ich rate jedem, den Schweizer Film „Die Herbstzeitlosen" anzuschauen, um zu begreifen, wie wichtig es ist, dass Senioren eine Lebensaufgabe, neue Ziele und Perspektiven finden. Bei *Colchicum*-Persönlichkeiten handelt es sich um kräftige, mutige und widerstandsfähige Menschen. Sie benötigen Herausforderungen und haben von Natur aus ein starkes Herz und einen vitalen Blutkreislauf. Ihre Herzprobleme sind „hausgemacht". Sie sterben an „gebrochenem Herzen", weil sie ihren Partner verlieren oder die Ausgrenzung aus Gemeinschaft und Gesellschaft nicht mehr ertragen. Sie sind voller Tatendrang, aber keiner gibt ihnen eine Chance, sie umzusetzen. Ich bin immer beeindruckt von ihrem Mut, den sie im Laufe ihres Lebens oft bewiesen haben. Mut ist Herzenskraft und muss sich ohne Ansehen des Alters beweisen.

Die Behandlung dieser Patienten ist im Grunde einfach. Damit sie nicht in die Demenz abgleiten, müssen sie Probleme lösen dürfen. Versöhnungsarbeit ist ein Weg, dann das volle Programm von Basistherapien, um den Organismus wieder in seine Rhythmen zu bringen, was ihnen hilft, dem Fatalismus zu entkommen. Sie gehen neue Herausforderungen an und entwickeln Überwindungsenergie, die Erstaunliches zu bewirken vermag. Sei es, sie machen sich über örtliche Medien bemerkbar, alten und schwachen Menschen zu helfen oder „Oma und Opa auf Zeit" für Kinder anzubieten. Es fällt ihnen selber genügend ein, unterstützt man sie als Therapeut/In nur tüchtig, außer mit den *Colchicum*-Globuli, auch tatkräftig neue Ziele zu setzen. Ich lasse sie das über mehrere Tage aufschreiben und dann eine „Verwirklichungs-Skala" anfertigen von 1 bis 10. Sie ordnen die Ziele den Skalenpunkten zu nach der Vorgabe: „Was traue ich mir zu?" Die Skala reicht von 1 = „das traue ich mir gar nicht zu" bis 10 = „das macht mir überhaupt kein Problem, das will ich anpacken." Mit dem, was am leichtesten als durchführbar empfunden wird, beginnt die Reise in die Selbst-Verwirklichung, Schritt für Schritt.

Cactus grandiflorus, die Königin der Nacht, ist in ihrem Wesen mit *Kalmia* verwandt, da sie ebenfalls, wie der Name schon sagt, eine starke Persönlichkeit hat. Ihr Feingefühl für Rhythmen zeigt sich auf besondere Weise, denn sie sucht sich die ruhigste Zeit, die Nacht, um in Harmonie und Ausgleich zu kommen. Personen dieser Art leiden enorm, wenn sie abends zu spät essen oder zu üppige Mahlzeiten zu sich nehmen. Ihnen klarzumachen, dass darunter Leber, Galle und Herz (vor allem, wenn zu viel getrunken wird!) leiden, ist kein Problem. Der Verlust von Rhythmusgefühl „wann was dran ist", führt bei *Cactus* zu Blutstau vor dem rechten Herzen und im venösen Kreislauf. Sie leiden an Blutfülle, die sich im plethorischen Aussehen äußert. Wie *Aconitum* haben sie schnell einen roten Kopf und angeschwollene Adern an den Schläfen. In ihrem Leben gibt es viele Phasen der Einengung, seien es beengte Wohnverhältnisse oder enge, aggressionsfeindliche, von religiösem Eifer geprägte Weltbilder, die das große, schöpferische Potenzial, das *Cactus* besitzt, unterdrückt und in eine geistige Zwangsjacke presst. Als biologischer Heilungsversuch tauchen Blutungen aus Nase, Lungen, Magen, Rektum, Blase und Uterus auf. Sie sind Zeichen, dass etwas ins Fließen kommen will, weshalb eine Thrombopenie entsteht und das Blut zu dünn ist. Auch die schlechte Wundheilung durch zu wenig Blutplättchen- und Prothrombinbildung zeugen von unerlösten Konflikten in der Familie. Da sind noch offene Wunden zu beklagen und Energiestaus zu beheben. Die Arznei *Cactus grandiflorus* regt auf wunderbare Weise die Blutzirkulation an und sollte unterstützt werden durch die Wahrnehmung und Förderung des Potenzials, im täglichen Leben einen Rhythmus zu spüren und zu verwirklichen. Auch eine Form des schöpferischen Ausdrucks bringt diesen Menschen wieder in seinen Puls, in seine Herzenergie, denn was sie/er macht, möchte er mit Begeisterung und Freude tun.

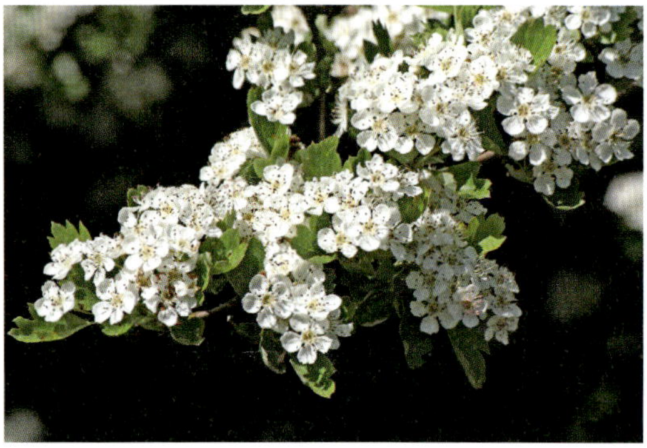

Abb. 23 Weißdorn blühend

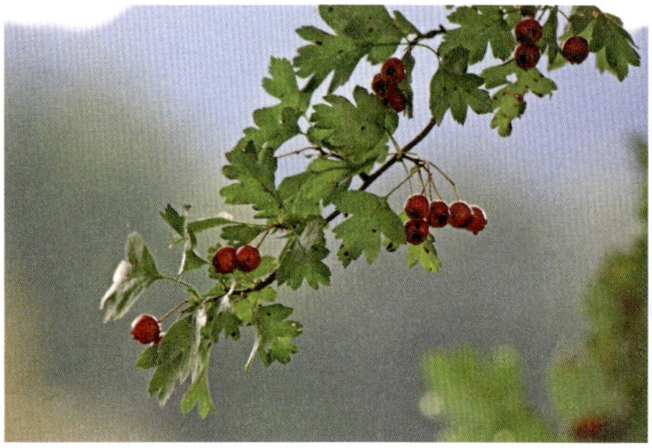

Abb. 24 Weißdornfrüchte

Crataegus oxyacantha ist das letzte Arzneiwesen im Bunde derer, die sich aufgrund vieler Herz-Kreislauf-Symptome schwertun, zur harmonikalen Ordnung zurückzufinden. Es ist weniger die Tatsache, dass eine starke hereditäre Belastung vorliegt, als vielmehr die Neigung, unbewusst zur Kopie von Menschen mit diesen Belastungen zu werden. Das bedeutet eine sykotische Fixierung auf das, was eigentlich hinter einem liegen sollte. Man kann aber nicht in der Vergangenheit sein jetziges Leben meistern, denn die Lösung und Befreiung liegt immer vor einem, im Hier und Jetzt. Wer nach hinten schaut, findet Schuldige und eine Entschuldigung für die eigene Handlungsunfähigkeit. Den Blick nach vorne zu richten heißt, Eigenverantwortung für sein Leben zu übernehmen und von der Kopie wieder zum Original zu wechseln.

Die *Crataegus*-Persönlichkeit steht oft unter Druck und setzt sich durch hohe Ansprüche unter Druck. Dadurch ist ein Bewältigungskonflikt vorprogrammiert. Das Leben ist wie eine Geschichte „ohne Punkt und Komma", ohne Pause und somit ohne Rhythmus. Da im Wesen ein cholerisches Temperament wirkt, werden Frühzeichen von Herzschwäche, Nervosität, Zerfahrenheit, Konzentrationsschwäche, Anämie, kalte Hände und Füße ignoriert. *Crataegus* ist der Champion in der „Produktion" langer chronischer Herzerkrankungen. „Der Krug geht so lange zum Brunnen, bis er bricht" beschreibt bildhaft und treffend die Lebensführung.

Es kam einmal ein junger Patient mit hochgradiger Herzmuskelschwäche und nervöser Entkräftung zu mir. Auf die Frage, wie er in diesen Zustand geraten sei, sagte er: „Ich hatte mir vorgenommen, zehn Jahre nonstop zu arbeiten, jeden Tag ohne Urlaub, auch sonntags, damit ich genügend Geld verdiene, um mit spätestens 34 Jahren in Pension zu gehen und mir auf Mallorca ein schönes Leben zu machen." Das ist das Schattenthema von *Crataegus*. Der Kollaps bei solch einer Lebenseinstellung ist vorprogrammiert. Bezeichnenderweise hatte der junge Mann alle möglichen herzstärkenden Mittel, so auch Weißdornpräparate, massenhaft geschluckt – ohne jeden Erfolg. Das hatte ihn frustriert und erfreulicherweise aufgeweckt zu der Erkenntnis, dass etwas mit ihm nicht stimme.

Herzinsuffizienz, Myokarditis, extrem unregelmäßiger Herzschlag – alles das sind „hausgemachte" Probleme starker Persönlichkeiten, die dem Wahn erliegen, alles sei machbar, der Körper müsse bedingungslos gehorchen und deren Ziele materialistischer Art sind. Sie sind „dornige" Persönlichkeiten, die eigentlich am dichtesten an ihrer Originalität sind, weil sie unkonventionell, kreativ und tatendurstig sind. Doch ihr Heilungsweg ist nicht minder dornig, da sie lernen müssen, nicht so sehr auf den Intellekt, sondern auf ihr Herz und ihr Bauchhirn zu hören. Sie sind mitunter widerspenstig; aber, wie so oft gesagt, beglückt es einen, wenn man mit anderen Sinnen auf diese Menschen und ihre Potenziale schaut, die sie heil und ganz werden lassen können.

Derselbe junge Mann sagte, nachdem er merkte, mit mir war nicht zu „handeln"(entweder konnte er sich seinem Heilungsprozess zu 100 % hingeben oder zu jemand anderem gehen): „Ein Mann ein Wort. Was ich anfange, bringe ich zu Ende!" Auch das ist das Crataegus-Wesen, und darauf dürfen wir bauen und dem Patienten/der Patientin etwas zutrauen.

Was bei Menschen mit *Crataegus*-Symptomen ganz und gar nicht angebracht ist, sind Schongang und Entmündigung durch Bemitleiden und Überversorgung. Es sind Menschen der Tat, also müssen sie aus der Opferrolle und aus dem Konsum in die Tat gehen, das heißt in die Eigenverantwortung. Das ist für sie weniger ein physisches Problem, als vielmehr ein mentales, denn es bedarf der Geduld und des Gefühls für den Tagesrhythmus, durch Pausen bestimmt und nicht durch Aktionismus. Die Arznei *Crataegus*, die den Herzmuskel stärkt, wirkt in dem Maße, wie der Patient seinen Bewältigungskonflikt, seine Neigung zur permanenten Überforderung, erlöst. Das geradezu Verrückte ist ja, dass *Crataegus*-Persönlichkeiten von Natur aus ein starkes Herz haben und es durch Eigensinn und sture Ignoranz zu Arrhythmien zwingen. Doch ist bei ihnen erfreulich, wie gesund und stabil sie werden, wenn sie zur Einsicht kommen und ihren schwingenden, wohltönenden Herzschlag spüren.

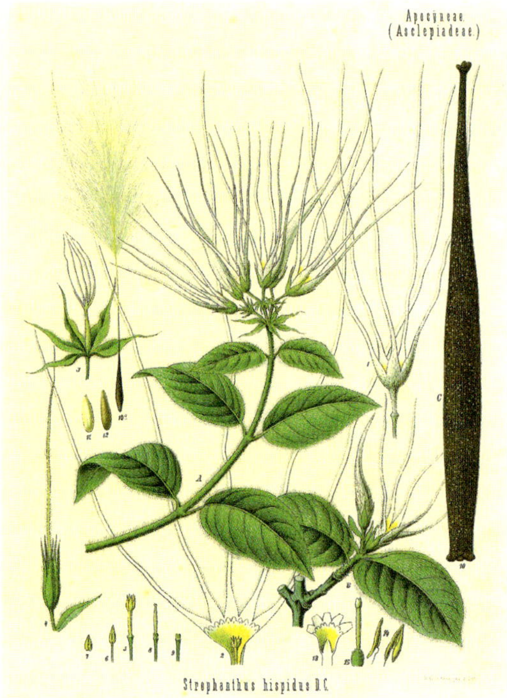

Abb. 25 Strophanthus hispidus

Abschließend sei noch *Strophanthus* bzw. *Strophantinum* genannt, das in der Geschichte der Kardiologie, wie schon erwähnt, eine große Rolle spielte. Aus dem frühen 19. Jahrhundert hören wir:

> *Die günstige Wirkung, welche Digitalis in medizinalen Gaben bei Wassersuchten im Gefolge von Herzkrankheiten äußert, hat ihren Grund darin, dass dieselbe die Thätigkeit des Herzmuskels verstärkt, die Herzschläge kräftiger macht und das Blut mit größerer Energie forttreibt. Man hat nach den neuesten und exaktesten Untersuchungen als vollkommen festgestellt zu erachten, dass sowohl Digitalis als die meisten anderen sogenannten Herzgifte eine Wirkung auf die Gefäße besitzen, insofern sie eine Verengerung der Arterien herbeiführen. Dieser Effekt legt nothwendigerweise der verstärkten Fortbewegung des Blutes in den Gefäßen ein bedeutendes Hindernis in den Weg und er ist auch im Stande, die vermehrte Ausscheidung von Wasser und Stoffwechselprodukten geradezu zu hintertreiben. Daraus beruht das Ausbleiben der harntreibenden Wirkung des Digitalis nach einiger Zeit der Verabreichung. Nun will aber Prof. Thomas Fraser in Edinburgh gefunden haben, dass Strophantin diese Verengerung der Arterien im Gegensatze zum Digitalin in einem außerordentlich geringen Grade hervorbringt, und also nicht allein in ausgiebigster Manier diuretisch wirkt, sondern auch längere Zeit hindurch gereicht werden kann. Unter diesen Umständen haben wir in Strophanthus und Strophanthin Mittel zu begrüßen, denen eine dauernde Existenz im Arzneischatze bestimmt ist.*
>
> Pabst,
> Köhler´s Medizinal-Pflanzen

Die Vorausahnung der damaligen Ärzte und Forscher in der Kardiologie sollte in Erfüllung gehen, denn *Strophanthus* ist und bleibt ein wichtiges Mittel bei Herzerkrankungen, besonders bei Insuffizienz der Klappenfunktionen. Doch wie die Signatur der Pflanze deutlich macht, wirkt die Arznei auch in die Mikrozirkulation der herznahen Kapillaren hinein.

Der Reigen der bewährten Herzmittel wäre unvollkommen ohne das Maiglöckchen, *Convallaria majalis*. Es sei als krönender Höhepunkt genannt, weil die Hormonforschung schon vor einigen Jahren die sensationelle Entdeckung machte, dass der Maiglöckchenduft der Wegweiser der Samenzelle zur Eizelle ist und damit eine präkonzeptionelle und pränatale Komponente des Inkarnationsprozesses deutlich wird. Man hat zum Beispiel den Zusammenhang zwischen Unfruchtbarkeit, Impotenz und Aversion gegen sexuelle Aktivität beim Mann und dem Widerwillen gegen Maiglöckchenduft erkannt und sucht nach Möglichkeiten, dem Mann diesen „Urduft" der Inkarnation wieder „schmackhaft" zu machen. Würde man in der konventionellen Medizin mit einem Homöopathen Kontakt aufnehmen, wäre das Problem relativ schnell gelöst, denn das Arzneimittelbild hält alles bereit, um Mann und Frau besser zu verstehen, warum sie zu wenig Duft sendet und er den Duft nicht mag oder mehr braucht, als gesendet wird. Einseitige Sichtweise eines Phänomens bringt keine Lösung, Kommunikation zwischen den verschiedenen Richtungen der Heilkunde würde Lösungen in Hülle und Fülle bescheren. *Convallaria* steht für ein prinzipielles Kommunikationsproblem und ist deshalb DAS Heilmittel für die Therapieszene.

Doch kehren wir zum Herz-Thema zurück – ich hatte mich eigentlich gar nicht davon entfernt, denn die Vereinigung von Mann und Frau ist eine Herzensangelegenheit. *Convallaria* hat sinnigerweise einen Bezug zum Herzen und zum Uterus, von Spermien erfahren wir nichts. Aber ich hörte bei Männern mit Herzkrankheiten und Potenzproblemen vom permanent drückenden und unerträglichen Schmerz im Rektum und Anus. Da für mich jederzeit die hermetische Regel „Wie oben, so unten" präsent ist, fragte ich nach der Qualität des Liebeslebens und erfuhr, dass kein Feuer des Eros mehr in der Beziehung zur Partnerin lodert, sondern – typisch für *Convallaria* – eine niedergeschlagene, stumpfsinnige und desinteressierte Gemütslage die Beziehung belastet. Hat man in der Praxis einmal diese Problematik bei sexuellen Beziehungen zwischen Mann und Frau einerseits, Herzklopfen bei der geringsten Anstrengung, Herzflattern, Herzschwäche, infektiöse Herzneurose oder Überdehnung des linken Herzventrikels, Endokarditis oder Angina pectoris andererseits im Bewusstsein, ist es nicht erstaunlich, wie oft wir *Convallaria* verordnen können. Bei William Boericke lesen wir:

> *Ein Herzmittel. Verstärkt die Kraft der Herzarbeit, macht sie regelmäßiger. Es ist nützlich, wenn die Herzkammern überdehnt sind und das Herz zu dilatieren beginnt, wenn keine kompensatorische Hypertrophie vorliegt und die venöse Stase auffällig ist. Dyspnoe, Ödeme, Neigung zu Aneurysmen.* ***Anasarka...*** *Große* ***Wundheit in der Uterusgegend mit begleitendem Herzklopfen.*** *Schmerz in den Iliosakralgelenken, in die Beine ausstrahlend. Jucken in der Harnröhrenmündung und am Scheidenausgang.*
>
> Boericke,
> Handbuch der homöopathischen Arzneimittellehre

Da steht es schwarz auf weiß und doch springt der Funke des ganzheitlichen Verstehens auch hier nicht über, wenn Homöopathen sich nicht für Konflikte hinter Organmanifestationen und Forschungsergebnisse der Neurophysiologie oder andere Disziplinen der Medizin interessieren. Wenn sich Spermium und Ovar schon im Ansatz nicht oder schwerlich finden und sich nicht vereinen können, taucht zum Beispiel die Frage auf: Dient die sexuelle Vereinigung einem Zweck („Dampf ablassen“, Befriedigungsgier, fundamentaler Kinderwunsch usw.) oder ist Herzensliebe im „Spiel“ der Kräfte? Ist Eros die Basis des Liebeslebens oder sexuelle Funktionalität? Erzeugt eine Frau auch nach dem Eintritt in die Wechseljahre genügend Maiglöckchenduft, um attraktiv = anziehend zu bleiben? Ist das Band des älteren Paares von Herzenswärme durchflossen oder lebt man nur noch nebeneinander her und wartet, bis einer stirbt? Ist die Attraktion zwischen Mann und Frau lebendig ohne sexuelle Vereinigung? Gibt es höhere Ebenen der Sexualität = Schöpferkraft, die bis ans Lebensende einer sprudelnden Quelle gleicht? Hat die Sexualität eine spirituelle Komponente erworben?

Alles dies sind für mich zentrale Fragen, nicht nur, wenn *Convallaria* als Heilmittel avisiert wird, sondern wenn das herrlich duftende Maiglöckchen, der Bote des farbenprächtigen und Leben spendenden Frühlings, mein Lehrmeister für Herzensangelegenheiten ist. Beziehungsfähig zu sein, ist für mich von höchster Bedeutung unter uns Menschen und an ihrer Qualität erkenne ich eine spirituelle Bewusstseinsentwicklung, nicht an Äußerlichkeiten. Wie jemand mit sich und mit anderen umgeht, offenbart die Echtheit von Spiritualität. Ich habe so viele Menschen in meinem Leben getroffen, die auf ihrer spirituellen Suche im Isolationskonflikt endeten oder mitten in Familie und Gesellschaft Hass auf Mitmenschen entwickelten. Sicher gibt es dafür Gründe, die es therapeutisch anzuschauen gilt. Doch sollte auch klar sein, dass Heilung immer Versöhnung mit sich und anderen bedeutet und dadurch der vormals Kranke wieder beziehungsfähig wird.

Unübersehbar ist für mich auch, dass viele Menschen unter Herzproblemen aller möglichen Grade leiden, weil die Liebe dem Funktionalismus, der Eros der Routine gewichen ist. Was Wunder, dass Wasserkonflikte = Verlassenheitsgefühle auftauchen, der Herzrhythmus durcheinandergerät und das Gemüt in Richtung Depression driftet?! Eine uralte Erkenntnis der Kulturgeschichte ist: Im Rhythmus sind die Menschen einander zugeneigt. Wo Lebensrhythmus wieder erwacht, tritt man in Beziehung zu sich und anderen. Wo Lebensrhythmus durch Überforderung und Missachtung der eigenen Bedürfnisse entsteht, verliert sich die Zu-Neigung, die Freude am eigenen Leben und am Leben anderer. *Convallaria* steht im Reigen der Hoffnungsträger für Menschen, die in die Isolation geraten sind, eine reale Verlustangst erlebt haben und denen diese Erlebnisse nicht an die Nieren, sondern zu Herzen gegangen sind und die unter Herzwassersucht leiden[14].

In der folgenden Tabelle sind zusätzlich zu den besprochenen noch Arzneien aufgelistet, die hervorragende organotrope Heilungseigenschaften besitzen.

14 Über den Verlassenheitskonflikt mit Ödembildung und Wasseransammlungen im Körper habe ich ausführlich in Band 2 „Leber und Galle“ und in „Miasmatische Krebstherapie“ geschrieben.

Tabelle 2 Arzneien mit Indikationen für Herz und Blutkreislauf

Arznei	Indikationen
Aconit (Acon)	Herz allgemein, Angina pectoris, Todesangst, Endokarditis, Herzinfarkt akut, Herzneurose, beginnende Herzhypertrophie, Myokarditis, Perikarditis akut
Ammonium carbonicum (Am-c)	Angina pectoris
Apocynum (Apoc)	Herz allgemein
Arnica (Arn)	Herzinfarkt akut, Arteriitis
Arsenicum album (Ars)	Drückender Herzschmerz, Endokarditis, Herzverfettung, Herzangst, Perikarditis, Arteriitis
Aurum metallicum (Aur)	Herz allgemein, Angina pectoris, drückender Schmerz, rheumatische Endokarditis, Herzverfettung, Herzangst, Herzhypertrophie
Aurum muriaticum (Aur-m)	Herz allgemein, Angina pectoris, drückender Schmerz, Herzverfettung, Herzangst
Barium carbonicum (Bar-c)	Aneurysma der Aorta, im Gehirn
Cactus grandiflorus (Cact)	Herz allgemein, Aneurysma im Gehirn, Angina pectoris, Dilatation des rechten oder linken Ventrikels, Herzverfettung, Herzinfarkt, Herzhypertrophie, Myokarditis
Calcium carbonicum (Calc)	Aneurysma der Aorta und im Gehirn, Herzbeschwerden bei skrofulöser Diathese, Arteriitis
Chininum arsenicosum (Chinin-ar)	Angina pectoris
Colchicum (Colch)	Perikarditis
Convallaria majalis (Conv)	Affiziert glatte und quergestreifte Herzmuskeln, Myokarditis, Herzmuskelschwäche durch Dilatation, Angina pectoris, Herzinfarkt infolge von Koronarthrombose, Linksherzinsuffizienz /-versagen
Crataegus oxyacantha (Crat)	Herz allgemein, Herzbeschwerden alter Menschen, Herzklappenerkrankung, Herzinsuffizienz, Reflux der Mitral- und Trikuspidalklappe, Herzangst, Herzhypertrophie
Digitalis (Dig)	Herz allgemein, Todesangst, Myokarditis, Endokarditis, Herzhypertrophie
Kalmia (Kalm)	Rheumatische Endokarditis, Herzklappenverdickung nach Rheumatismus, Herzhypertrophie
Lachesis (Lach)	Aneurysma, Herzinfarkt, Arteriitis
Latrodectus mactans (Lat-m)	Herz allgemein, Angina pectoris, Herzinfarkt

Arznei	Indikationen
Lithium carbonicum (Lit-c)	Herz allgemein, Verhärtung der Aortenklappe, Herzhypertrophie
Lobelia inflata (Lob)	Herz allgemein
Naja tripudians (Naja)	Herz allgemein, Angina pectoris, Herzflattern, Herzhypertrophie bei chronischer Angina pectoris
Natrium muriaticum (Nat-m)	Herzflattern
Oxalixum acidum (Ox-ac)	Angina pectoris
Phosphorus (Phos)	Herz allgemein, Angina pectoris, Herzverfettung
Pulsatilla (Puls)	Herz allgemein, Arteriitis
Ranunculus sceleratus (Ran-s)	Aneurysma der absteigenden Aorta
Secale cornutum (Sec)	Angina pectoris
Spigelia (Spig)	Herz allgemein, Angina pectoris, Myokarditis, Endokarditis, Herzneurose, Herzhypertrophie, Perikarditis, Aneurysma im Gehirn, Arteriitis
Spongia (Spong)	Herz allgemein, Angina pectoris, berstende Herzschmerzen, Herzhypertrophie, Perikarditis
Strophantus hispidus (Stroph-h)	Herzschwäche, Blutandrang in den Nieren durch Nieren- oder Herzschwäche, Reflux der Mitral- und Trikuspidalklappe
Strophantinum (Strophin)	Übersäuerte Region des linken Herzmuskels, Störungen der Blutzirkulation auch in den Kapillaren, Herzinfarktgefahr

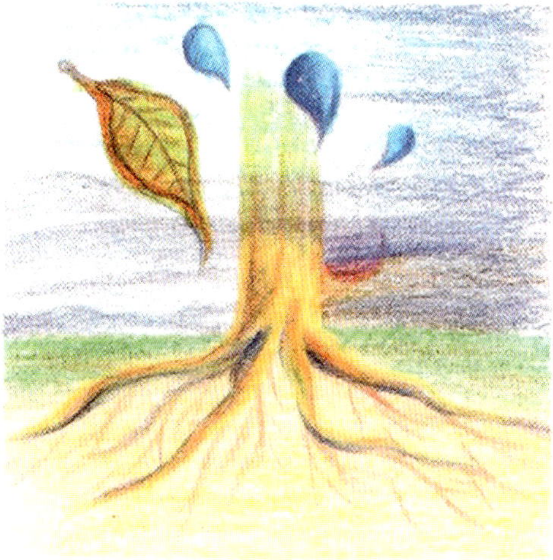

Hingabe

Jeder sollte
das erhabene Mantra
für das EINSSEIN,
das Mantra höchster Erkenntnis,
das unübertreffliche,
unvergleichliche Mantra
kennen,
das alles Leiden besänftigt.

4. Naturheilkundliche Heilungsimpulse für Herz und Kreislauf

Die Fülle der herzstärkenden Hausmittel allein schon in der mitteleuropäischen Volksheilkunde ist unüberschaubar reichhaltig – deshalb wäre es vermessen, den Anspruch auf Vollständigkeit zu erheben. Ich kann nur die Heilkräuter vorstellen, die ich entweder aus dem eigenen Gesundungsprozess oder in der Anwendung bei Patienten kenne. Sicher werden andere Kollegen auch andere Kräuter kennen und einsetzen und das ist auch gut so. Meine Vorschläge mögen als Anregung dienen, in die ganzheitliche Behandlung naturheilkundliche Heilungsimpulse zu integrieren.

Dient das Zusammenspiel von Homöopathie und Konfliktlösung bei Herz- und Kreislauferkrankungen dazu, das physische und geistige Terrain zu bereinigen und zu befrieden, helfen Urtinkturen, Tees und kurmäßige Anwendungen, dies im physischen Körper zu verwirklichen. Dazu braucht er Zeit, bis das gesamte Organsystem wieder in seiner harmonikalen Ordnung schwingt, verstoffwechselt, verdaut und ausscheidet. Dieser Prozess des Ordnens ist der Weg in die Natürlichkeit der Organfunktionen. Man wird wieder so, wie die Natur den Menschen gemeint hat. Da sich die Materie aber nur in langsamen Prozessen wandeln kann, ist es sinnvoll, in der ganzheitlichen Therapie den Körper zu unterstützen und seine Herkulesarbeit der Neuordnung und Ausscheidung zu erleichtern.

4.1 Die Säfteregeneration

Die Regeneration und Reinigung der Körperflüssigkeiten wie Blut und Lymphe ist die Grundlage einer stabilen Gesundheit. Nur zirkulierende Säfte können die 100 Billionen Zellen fortwährend mit Sauerstoff und Nährstoffen versorgen. Gesunde Gefäße, von den großen bis in die Haargefäße der Kapillaren sind fähig, sich zu verengen und zu erweitern, je nachdem wie die Blutverteilung im Körper notwendig ist. Sind die Gefäße verschlackt und können sich nicht mehr den Anforderungen anpassen, kommt es zu Staus und Ablagerungen.

Eine einfache Form der Säfteregeneration ist das Trockenbürsten nach dem Aufstehen am Morgen. Mit einer mittelstarken Bürste sollten venenschwache und herzschwache Patienten zum Herzen hin streichen, aber keine kreisenden Bewegungen ausführen. Diese Stimulation über die Haut macht die Kapillaren wieder reaktionsfähig.

Eine herzstärkende Maßnahme ist das morgendliche Tautreten, da das Blut nach dem Kältereiz förmlich in die Füße schießt und den Kreislauf anregt. Dabei wird das Herz entlastet, weil sich eventuelle Staus vor dem rechten Herzen und im Lungenkreislauf auflösen, denn der Kältereiz vertieft auch die Atmung.

Ebenfalls zur Herz- und Kreislaufstärkung dient das Kaltwasserreibebad. In eine Wanne mit kaltem Wasser, zirka 20 cm hoch, setzt man sich unmittelbar nach dem Aufstehen, schaufelt Wasser zum Bauch herauf und reibt es dann herunter bis in die Leisten. Man besprenkelt auch den Oberkörper schnell mit etwas Wasser und steigt aus der Wanne. Dann wird der ganze Körper mit den Händen abgerieben, bis er warm ist, warme Wäsche angezogen und möglichst ein kurzer „strammer“ Spaziergang gemacht.

Auch eine einfache „Kneipp-Anwendung“ ist ein gutes Training für Herz und Kreislauf: eine Wanne mit kaltem Wasser erhöht stellen, so dass man beide Arme bequem hineinlegen kann. Auch nach diesem kurzen Kältereiz ist es wichtig, nicht einfach nur abzutrocknen, sondern mit den Händen oder einem rauen Handschuh die Haut zum Herzen hin zu streichen, bis die Arme trocken sind.

Wechselduschen – erst gut warm und lange, dann kurz und kalt können vorsichtig einsetzt werden. Wer die Möglichkeit hat, eine „Bio-Sauna" zu besuchen, wird großen Gewinn daraus ziehen können, da sie höchstens auf 65°C geheizt ist, was für ein geschwächtes Herz und einen müden und schwerfälligen Kreislauf ausreicht, um sanft übers Schwitzen Schlacken ausscheidungsfähig zu machen.

Eine der schönsten Herzstärkungsübungen habe ich vor über 40 Jahren selber als sehr heilsam erlebt. Sie trainiert sowohl den Herzmuskel als auch die Atemtiefe. Man lese zunächst folgenden Text:

Schüttle und rüttle, ermuntere dich,
schlummernde Kräfte entfalten dann sich,
treiben mein Leiden aus Herz und Sinn
mit Rhythmus und frohem Gemüt.

Zunächst wird man geneigt sein, nach jeder Zeile des im Daktylus-Versmaß (— ∪ ∪) gehaltenen Gedichts zu atmen. Doch das erste Ziel sollte sein, die vier Verszeilen auf einen Ausatemzug zu sprechen.

Dann folgt der nächste Übungsteil, indem man die Brust mit lockeren Fäusten so beklopft: links auf dem Brustmuskel einen „Schlag", auf dem rechten Brustmuskel zwei Schläge. Es soll ein Dreivierteltakt zu spüren und zu hören sein.

Der dritte Übungsteil besteht darin, den Klopfrhythmus mit dem Sprechen des Verses zu kombinieren und dies drei Mal zu wiederholen.

Im vierten Teil der Übung wird der Text weiter auf einen Atem gesprochen, während man mit beiden lockeren Fäusten gleichzeitig den ganzen Körper beklopft: von der Brust herunter auf den Bauch, von dort seitlich an den Beinen hinunter und innen an den Beinen wieder hoch. Dann wird Gesäß und unterer Rücken tüchtig „frottiert" mit lockeren Händen und schließlich die Schulterpartie locker beklopft.

Durch das rhythmische Sprechen bleibt der gleichmäßige Atemstrom gewährleistet, während man sonst bei Körperübungen geneigt ist, den Atem zu stauen. Der Sprachrhythmus, hier besonders im Daktylus bzw. im Dreivierteltakt macht das Herz leicht und das Gemüt beschwingt.

Zur Säfteregeneration gehört selbstverständlich die Entsäuerung von Blut und Gewebe. Hier hat sich die milde Ableitungskur nach Dr. Franz Xaver Mayr bewährt. Man lasse sich in der Apotheke folgendes „Basenpulver III nach Rauch" herstellen:

Magnesium citr.	
Kalium hydrogencarb.	
Natrium monohydrogenphos.	10,0
Kalium citricum	15,0
Calcium carb.	70,0
Natrium hydrogencarbon.	85,0

Von diesem Basenpulver nimmt man einen gestrichenen Teelöffel auf ¼ Liter warmes Wasser und trinkt es dreimal täglich: vormittags und nachmittags zwischen den Mahlzeiten und abends vor dem Schlafengehen, weil die wichtigsten Entsäuerungsvorgänge in der Nacht ablaufen. Das sollte allerdings auch daran erinnern, dass die Versäuerung von Blut und Gewebe über Nacht am stärksten ist, wenn wir erstens zu spät und zweitens zu üppig bzw. eiweißreich essen.

Damit komme ich zum wichtigsten Heilmittel und Reinigungsvorgang aller Körpersäfte: zur Ernährung, dem unbeliebtesten „Kind“ der Heilkunde. Ohne, wie der Meister der „Gesundheitsdiagnose“ Franz Xaver Mayr nicht müde wurde zu betonen, wieder eine Esskultur zu entwickeln, bleibt Heilung nur Stückwerk. In der Therapieszene wird ein riesiger Aufwand getrieben, immer neue Behandlungsmethoden, Techniken, Medikamente und homöopathische Arzneien zu entwickeln, um wie „mit der Kirche ums Dorf“ um das Zentrum von Heilung zu ziehen. Entweder werden wir mit einem militanten Diätwahn verunsichert, was denn nun gesunde Ernährung sei oder wir ignorieren einfach, dass der Kranke dreimal pro Tag eine Gelegenheit hat, seinen Organismus mit heilender Nahrung zwecks Reinigung und Aufbau zu versorgen. Ich vertrete keine Diätrichtung, wenngleich ich aus eigener Erfahrung weiß, dass bestimmte Regeln zu beachten sind. Doch mein Fokus ist auf eine höhere Instanz gerichtet, die Esskultur, die mit dem Dank für die Speise beginnt und mit gutem Kauen und Verdauen endet. Herzkrankheiten sind das Resultat des Verlustes harmonikaler Lebensordnungen. Die Harmonie, die das Herz versinnbildlicht, drückt sich in der Pause aus, die wir der Essenszeit einräumen. Die Dankbarkeit für die Nahrung ist angebracht, da es weder selbstverständlich ist, immer ausreichend Nahrung zu haben, noch vom Pflanzen- und Tierreich ständig Nahrung zu beziehen.

Es versteht sich von selbst, dass zum kultivierten Essen auch die Unterstützung der Bio Bauern gehört, die sich die Mühe machen, Tiere artgerecht zu halten, ihre Produkte schonend und ohne Chemie zu verarbeiten und die Erde mit einer ökologischen Landwirtschaft zu schonen statt hemmungslos auszubeuten. Kultur hat mit Ethik und Ästhetik zu tun. Es ist dringend notwendig, dass dies auch wieder ins Bewusstsein der Heilkunde dringt. Die Dankbarkeit des Herzens ist der erste Schritt, Kultur und Ästhetik in den Alltag einkehren zu lassen. Die ausführliche Darlegung der harmonikalen Gesetze, die im Herzen walten, sollten sie auch in Bezug auf die Lebensführung im Alltag bewusst werden lassen. Das ist nicht zeitaufwändig, weil die Pause, die Ruhe der Dankbarkeit folgt und man sich einfach genügend Zeit für eine Mahlzeit nimmt. Die Rangordnung der Heilungsimpulse sollte mit dem Bewusstsein für Lebens-Mittel eröffnet werden und alle Arzneien und Heilmethoden erst danach folgen.

Es ist mir klar, dass ich gleich dem „Rufer in der Wüste“ auf taube Ohren stoße und viele Therapeuten in den Widerstand gehen, weil ihr Herz-Gewissen schlägt und sie sich „ertappt“ fühlen, selber die Nahrungsaufnahme als notwendiges Übel zu empfinden. Was soll Esskultur mit Krankheitsbehandlung zu tun haben? So habe ich schon viele Homöopathen reden hören. Aber mein Vertrauen in die Heilkunde bleibt davon unerschüttert, denn es ist nur eine Frage der Zeit, wann allen klar wird, dass unser angebliches „Gesundheitswesen“ nicht mehr finanzierbar ist und wir Menschen wieder ganz einfache Lösungen für unsere Probleme wählen. Der Druck wird zunehmen und zum Ändern im Denken und Handeln führen. So sind wir Menschen eben auch und deshalb kann ich der notwendigen Veränderung gelassen entgegensehen und bereits jetzt das Feld der Kollegen stärken, die in die Ganzheitlichkeit erfreulicherweise auch die Ernährung bzw. Esskultur integrieren.

Für unsere Betrachtung ist von entscheidender Bedeutung, dass bei einer Heilnahrung die Kombination vom schnellsten und langsamsten Stoffwechselprozess, nämlich Kohlenhydraten und Eiweiß, unterlassen wird. Das führt zu der einfachen Regel:

Eiweiß (Fisch, Fleisch, Milchprodukte) wird kombiniert mit Salat und/oder Gemüse, Kohlenhydrate bzw. Stärkehaltiges (Getreideprodukte, Kartoffeln, Brot) werden ebenfalls kombiniert mit Salat und/oder Gemüse. Auf diese Weise wird der Organismus nicht belastet. Diese Grundregeln lassen sich weiter verfeinern:

- Lassen Sie zwischen den Mahlzeiten vier bis fünf Stunden vergehen.
- Kauen Sie die Nahrung gründlich.
- Bevorzugen Sie Gemüse, Obst, Beeren, Nüsse und Getreide unserer Klimazone (als Regel) und als Ausnahme im Herbst und Winter tropische, besonders enzymreiche Früchte wie Mango, Papaya, Kaki und Ananas.
- Achten Sie darauf, zu welcher Jahreszeit welche Nahrungsmittel auf dem Markt angeboten werden.
- Nehmen Sie mehr rohes Obst und Gemüse zu sich als gekochtes, etwa im Verhältnis 3:1.
- Essen Sie Rohkost vor Gekochtem.
- Verzichten Sie auf süße Nachspeisen, da sie die Verdauung beeinträchtigen.
- Genießen Sie süße Speisen separat.
- Wählen Sie bei Salat nur zwei Sorten. Bereiten Sie die Salatsoße nur mit Olivenöl und Zitronensaft zu. Solange erhältlich, geben Sie Küchen- oder Wildkräuter hinzu.
- Salzen Sie weder Salat noch Gemüse.
- Warme bzw. gekochte Nahrung sollte maximal aus drei Anteilen bestehen: einer Getreideart (oder Kartoffeln) und zwei Gemüsesorten.
- Bei Gemüse und Salat ist darauf zu achten, dass – abgesehen vom jahreszeitlichen Angebot – das Wachstum über oder unter der Erde bedacht wird. Kombinieren Sie Knollen oder Wurzeln mit Gemüse und Salat, die über der Erde wachsen.
- Gemüse wird nur im eigenen Saft mit etwas Olivenöl sanft gedünstet, ohne Wasserzusatz.
- Verwenden Sie nur naturbelassene Fette.
- Obst und Gemüse nicht gleichzeitig zu einer Mahlzeit essen.
- Kombinieren Sie Obst und Nüsse, damit die fettlöslichen Vitamine genutzt werden können.
- Zitrusfrüchte und andere subtropische oder tropische Obstsorten immer separat essen, nicht mit anderem Obst kombinieren.
- Beeren passen zu Obst und Salat, nicht zu Kohlenhydraten und Eiweiß.
- Trinken Sie Wasser vom frühen Morgen bis zirka 14 Uhr, danach nicht mehr, da Nieren und Herz belastet werden.
- Trinken Sie biologisch angebauten Grüntee soviel Sie wollen, schwach aufgebrüht, bis spätestens 16 Uhr, danach nicht mehr. Trinken Sie abends vor dem Essen einen Kräutertee eigener Wahl oder einen frisch gepressten Gemüsesaft.
- Trinken Sie nichts direkt zum Essen, stattdessen ½ Stunde vorher Wasser.

- Trinken Sie so oft wie möglich frisch ausgepresste Säfte.
- Essen Sie nach der Regel: Morgens wie ein Fürst speisen, mittags wie ein Edelmann und abends wie ein „Bettelmann", also nur wenig Speise.
- Essen Sie abends keine Rohkost.
- Genießen Sie abends einen roh ausgepressten Gemüsesaft und eine leichte Suppe.

Während der Intensivtherapie entfallen:

Brot, Butter, Kuhkäse, Kuchen, Schokolade, Kaffee, Alkohol, Zigaretten, Fertigkost, Konserven, Fastfood.

Diese Heilnahrung sorgt nicht nur durch das sorgfältige Kauen für einen natürlichen Säure-Basen-Ausgleich, sondern behebt ein Kardinalsymptom von Herzkrankheiten: die Gasbildung im Dünndarm durch Fehlverdauung und die gefährliche Übersäuerung der linken Herzkammer. Das so genannte „Roemheld-Syndrom" (Zwerchfellhochstand mit Druck gegen das Herz) ist ein typischer Vorläufer vieler Herz-Kreislaufprobleme, allem voran Kurzatmigkeit, viele Extrasystolen, Herzarrhythmien, Herzangst und Hypertonie.

Nach zwei Monaten konsequenter Beachtung dieser Regeln fühlen sich Herzpatienten schon um soviel besser, hat ihr Blut bereits die optimale Fließgeschwindigkeit, dass die Konfliktlösung und der Einsatz homöopathischer Arzneien auf einen äußerst heilungsbereiten „Humus" fallen. Es ist nun mal so, dass die Änderungen von Essverhalten und Nahrungswahl den Patienten schwerer fällt als 100 komplizierte Anweisungen von Medikamenteneinnahmen. Doch sollte man sich von der kranken Umkehrung der Werte nicht beeindrucken lassen. So wie der Herzpatient mit sich umgeht, geht er auch in Gestalt der Nahrung mit anderen Geschöpfen um. Hier beginnt der Bewusstseinswandel und nicht bei Nahrungsergänzungsmitteln oder Globuli. Wenn Herz etwas mit Liebe und Harmonie zu tun hat, kann sich das in der Annahme von Heilnahrung beweisen.

Im Folgenden stelle ich einige Beispiele herzstärkender Rezepte vor, die vielleicht weniger bekannt sind, aber leicht in den Plan der Heilnahrung zu integrieren sind.

Knoblauchmilch

Knoblauch (Allium sativum) ist nicht nur ein natürlicher Blutdrucksenker, er erweitert auch die peripheren Blutgefässe und reguliert den Blutzuckerspiegel. Auch bei Arteriosklerose leistet er hervorragende Dienste, wenn man ihn folgendermaßen zubereitet:

10 Zehen geschälten Knoblauch in ½ l Ziegenmilch geben, dazu eine Prise Salz. Knoblauchmilch bis maximal 60° erwärmen, auf niedriger Hitzestufe leise simmern lassen. Nach 20 Minuten abseihen und die Milch schluckweise und gut eingespeichelt trinken. Die Knoblauchmilch 1x pro Woche nehmen.

Der Knoblauchgeruch wird durch die Milch neutralisiert. Das Salz macht die Milch noch verdaulicher als Ziegenmilch ohnehin ist. Im Gegensatz zu Kuhmilch verschleimt Ziegenmilch nicht. Wer aber gut Kuhmilch verträgt, kann die Knoblauchmilch auch damit herstellen.

Mai-Kaffee

Genussmittel werden zu Heilmitteln, wenn man die Dosis beherzigt. Kaffee ist ein äußerst heilsamer Herz- und Kreislaufstärker, wenn man ihn als Heilgetränk zubereitet:

Auf eine große Tasse ½ Teelöffel gemahlenen oder löslichen Kaffee in Bioqualität. Dazu 1 kleine Prise Salz, 1 Kapsel Kardamom, 1 Messerspitze Vanille und etwas Zimtrinde. Mit kochendem Wasser übergießen, 5 Minuten ziehen lassen und dann abseihen. Süße Sahne ohne Zuckerzusatz steif schlagen und auf den Kaffee geben. Dieses Heilgetränk schluckweise trinken.

Man kann eine kleine herzstärkende und basische Zwischenmahlzeit gestalten, indem man 1 Banane mit einer kleinen Prise Salz solange knetet, bis sie schaumig ist, dann geschlagene süße Sahne dazugeben. Zu diesem Bananenbrei den Kaffee trinken.

Der Kaffee hat im Frühsommer seine stärkste Heilkraft, weshalb er auch „Mai-Kaffee" genannt wird.

Apfel-Honiggetränk

Dieses Getränk schmeckt so hervorragend, dass man gerne bereit ist, etwas Mühe für die Zubereitung aufzuwenden. Es kommen in ihm sowohl die Heilkraft des Apfels und des Honigs zur Geltung als auch die einiger Gewürze. Die Heilwirkung auf den Herzmuskel, die Blutgefäße und den Blutkreislauf hat ihr Maximum zur Zeit der Apfelernte im Herbst. Aber solange es frische Äpfel zu kaufen gibt, sollte man sich den Genuss des „Herztranks" gönnen. Er reinigt die Gefäße und die Leber und stimuliert das Immunsystem. Für die Herz-Patienten ist es eine Freude, dass ein Heilmittel auch mal so wohlschmeckend sein kann und dass man davon nicht zu viel nehmen kann. Ganz im Gegenteil. Man kann sich einen Vorrat für einen Tag zubereiten und so oft davon trinken, wie man will.

Ingredienzien: 1 Liter Wasser, 6 Äpfel vierteln, Kerngehäuse mit verwenden, Saft und Schale von einer ungespritzten Zitrone, die zuvor 10 Minuten im Backofen bei 100° nachgereift ist. Ferner 1 Teelöffel fein geriebenen Ingwer, 2 Esslöffel frische Rosenblätter vom ungespritzten Strauch, 3 Nelken, 3 geöffnete Kardamomkapseln, ½ Zimtstange. Im Falle von zu niedrigem Blutdruck kann man die doppelte Menge Kardamom nehmen.

Zubereitung:

Die Apfelstücke werden in einem Topf mit 1 Liter kaltem Wasser angesetzt, 1 Prise Salz, Gewürze, Zitronenschale und Rosenblätter dazu gegeben. Mit einem Deckel den Topf abdecken. Diese Mischung langsam erwärmen bis zum Aufwallen. Sofort den Topf von der Kochstelle nehmen und 20 – 30 Minuten ziehen lassen. Dann alles abseihen und 1 Esslöffel Bio-Honig (nicht wärmebehandelt) und den Zitronensaft zufügen, umrühren und in eine Thermoskanne abfüllen. Davon kleine Portionen über den Tag verteilt trinken. Natürlich kann man auch größere Mengen zubereiten.

Dieses Getränk ist auch für hyperaktive Kinder bestens geeignet, weil es eine harmonisierende Wirkung auf Nerven und Gemüt hat.

Gemüse-Rohsaft

Selbstverständlich sind alle frisch gepressten Obst- und Gemüsesäfte eine erstklassige Heilnahrung. Sie regulieren den Säure-Basenhaushalt auf natürliche Weise, liefern alle lebensnotwendigen Vitamine, Aminosäuren, Enzyme, Mineralien und Spurenelemente. Sie können problemlos eine Mahlzeit ersetzen und werden in 15 – 20 Minuten verdaut und vollständig vom Organismus verwertet.

Für die Stärkung des Herzens und die Regeneration von Blut und Gefäßwänden habe ich schon oft den folgenden Saft empfohlen, der aus drei Komponenten besteht.

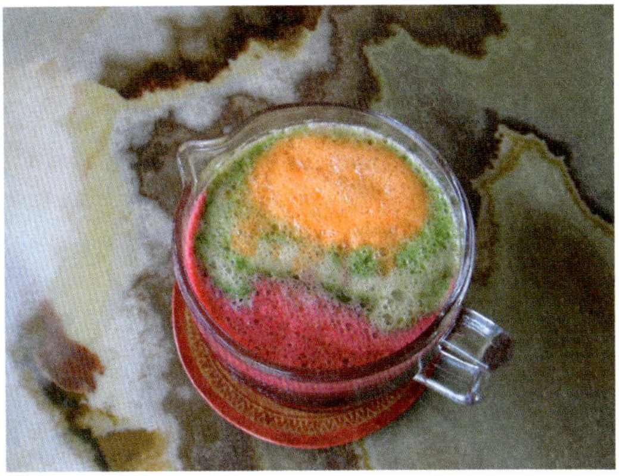

Abb. 26 Rohsaft aus Rote Bete, Karotten und Gerstengras

Zuerst presst man ein Büschel Gerstengras, dann 4 – 6 Karotten und ¼ Knolle Rote Bete. Auf Abb. 26 sieht man, dass sich die Säfte nicht von alleine mischen, sondern deutlich voneinander abheben. Man sollte den Saft nicht umrühren, sondern ihn nur in ein Glas gießen und schluckweise trinken.

Alle tiefgrünen Gemüsearten sind gut für Blut und Herz. Die Herzenergie wird ja auch oft mit der Farbe Grün in Verbindung gebracht, das Rot mit dem Blut und die rhythmische Drüsentätigkeit mit Orange.

Den Gerstengrassaft kann man entweder durch Pressen der Grashalme erhalten, wenn eine Walzenpresse zur Verfügung steht. Oder man nimmt als Ersatz ½ Teelöffel getrocknetes und pulverisiertes Gerstengras und rührt es in etwas Wasser an.

Gerstengras und auch Weizengras[15] entfalten ihre höchste Heilkraft, wenn sie etwa 15 – 20 cm hoch gewachsen sind. Man kann dieses Getreide im Blumentopf oder in einer Schale oder in einem Balkonkasten säen, 2 Tage lang abdecken und dann an einem sonnigen Platz wachsen lassen. Hat es die Höhe von 15 – 20 cm erreicht, sollte man täglich 2 x ein Büschel abschneiden und auspressen. Ist keine Saftpresse vorhanden, kann man die Halme auskauen bis sie keinen Geschmack mehr haben und den Rest ausspucken.

Frische Walnuss

Nüsse sind hochwertige Heilmittel, da auch sie in perfekter Harmonie alle Nährstoffe für Körper und Geist enthalten. Nüsse sind in der Tat geistige Nahrung und für Menschen unserer Zeit bestens geeignet, da die meisten „Kopfarbeiter" sind und daher mentale und spirituelle Nahrung benötigen. Die natürlichen gesättigten und ungesättigten Fettsäuren, Vitamine, Aminosäuren und Mineralstoffe der Nüsse geben Energie, ohne den Organismus zu belasten. Enthalten sie Bitterstoffe, wie die Walnuss, stärken sie das Herz. Erinnern wir uns: Der bittere Geschmack gehört zum Herz-Funktionskreis. In der Volksheilkunde wusste man schon immer, dass gut gewählte, bitter schmeckende Herzmittel auch die Leber reinigen und eventuelle Blutstaus in ihr beseitigen.

Nach Paracelsus, der sich unter anderem mit der Signaturenlehre der Pflanzen befasste, deutet die Form der halbierten Walnuss auf das Herz hin. Die Mittelwand der Nuss entspricht der Trennwand zwischen rechtem und linkem Herz.

> *Nun befindet sich an der Scheidewand zwischen Vorhof und Herzkammer der sogenannte Atrioventrikularknoten oder Aschoff-Tawara-Knoten. Vereinfachend ausgedrückt ist dies das Elektroenergiezentrum des Reizleitsystems, welches die Herzkontraktionen auslöst, in etwa dem Zündverteiler eines Automotors*

15 Siehe hierzu ausführlich Band 1 „Blut – flüssiges Bewusstsein".

vergleichbar, der dafür sorgt, daß immer zur rechten Zeit elektrische Impulse an die rechte Stelle gegeben werden. Sobald bei diesem „Zündsystem" etwas nicht in Ordnung ist, sprechen wir beim Herzen von einer Arrhythmie. Unser Herzschlag wird dann unregelmäßig, es kann zum sogenannten Herzstolpern kommen. Das Kauen von Scheidewänden frischer Walnüsse ist ein probates Mittel dagegen.

Huibers, Kräuter für das Herz

Frische Walnüsse sind nur für kurze Zeit im Jahr erhältlich, darum empfiehlt es sich, eine Tinktur von frischen Walnussmittelwänden herzustellen. Aus einem alten holländischen Kräuterbuch stammt folgendes Rezept:

1 Handvoll frischer Walnussmittelwände auf ½ Liter 40%igen Branntwein. Dies in einem verschließbaren Glasgefäß 2 – 3 Wochen ziehen lassen, danach abfiltern und in kleinen Tropffläschchen abfüllen.

Bei akuten Herzarrhythmien nimmt man alle 10 Minuten 5 Tropfen dieser Tinktur. In der Behandlung chronischer Herzprobleme nimmt man 3x täglich 10 – 15 Tropfen.

Zusätzlich empfehle ich den Herz-Patienten, zu jeder Mahlzeit 1 – 2 Walnüsse zu essen.

4.2 Herz-Kräuter

Heilpflanzen zur Stärkung des Herzens verfügen immer auch über reinigende Kräfte fürs Blut, was wiederum den Kreislauf belebt. Bei Patienten mit Herz-Kreislauf-Erkrankungen ist darauf zu achten, ob sie gut auf wässrige Aufbereitungen von Kräutern ansprechen oder eher auf Urtinkturen oder auf ölige Auszüge. Das ist durchaus sehr unterschiedlich. Es ist sinnlos, einem Patienten Kräutertees zu verordnen, und seien sie auch von bester Qualität und hoch bewährt in der Naturheilkunde, wenn es dem Menschen übel davon wird. Sicher liegt in vielen Fällen die Ursache für die Unverträglichkeit in der Zubereitung. Pro kleine Teekanne (200 – 300 ml) reicht eine Prise Kräutertee. Er wird mit kochendem Wasser übergossen und nach einer Minute (maximal zwei Minuten!) abgeseiht und schluckweise getrunken. Ich lege großen Wert darauf, dass die Patienten den Tee berühren, das heißt eine Prise Teemischung aufnehmen, die leicht mit drei Fingern erfasst werden. Der Grund, warum ich keine Beuteltees empfehle, selbst wenn der Filter aus Öko-Papier besteht, liegt in dem Berühren. Die Heilkraft der Kräuter wird schon wirksam, wenn sie mit den latenten Selbstheilungskräften des Patienten in Kontakt kommen.

Pflanzentinkturen sind in der miasmatischen Therapie schwerer chronischer Krankheiten hoch bewährt und können zusammen mit homöopathischen Arzneien verordnet werden. Pflanzenöle haben eine doppelte Heilkraft, weil ihr Aroma intensiver ist und die Patienten auch über das Riechen der Heilpflanzen ins Fühlen kommen, emotionale Assoziationen aktiviert werden und leichter innere Bilder auftauchen.

Bei manchen geruchsempfindlichen Herzpatienten haben sich auch phytotherapeutische Mittel in Kapselform bewährt. Ich möchte keine Vorentscheidung treffen und vor allem keine Darreichungs- und Aufbereitungsform als besser oder weniger gut bewerten, denn in einem Heilungsprozess von Herzleiden und sklerotischen Prozessen in den Arterien oder bei Krampfadern haben wir es mit langwierigen Verläufen zu tun. Da kann es immer wieder geschehen, dass Pflanzenheilmittel mal in dieser, mal in jener Form gut vertragen werden und sich generell die Verträglichkeit und Nahrungstoleranz verbessert. Deshalb stelle ich im Folgenden eine Tabelle mit Herz-Kräutern zusammen, die in allen genannten Aufbereitungen erhältlich sind.

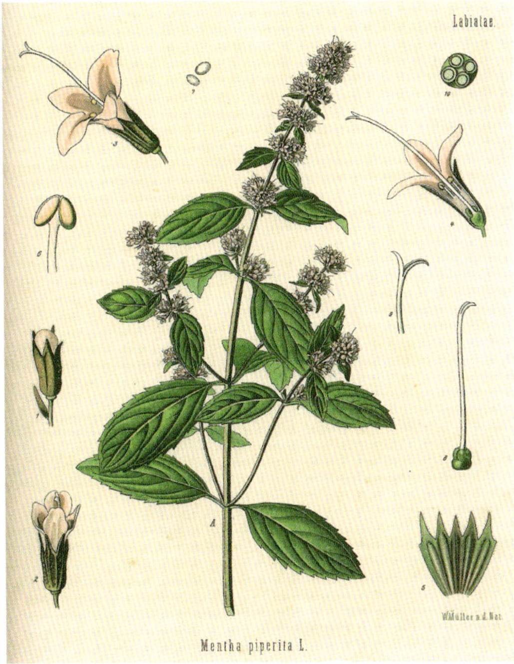

Abb. 27 Pfefferminze

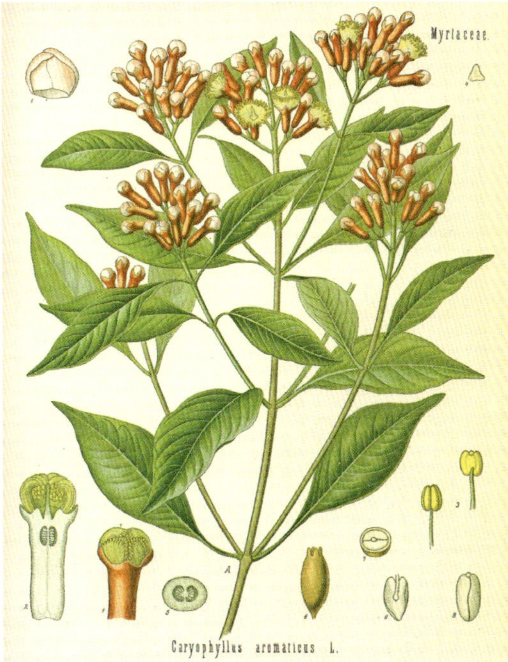

Abb. 28 Nelkenbaum

Tabelle 3 Herz-Kräuter

Heilpflanze	Indikation/Anwendung
Acerola-Kirsche *Malphighia glabra*	Herzschwäche besonders in den Wechseljahren und durch Magen-Darmträgheit bedingt.
Alfalfa *Medicago sativa*	Bei Demineralisierung, Anämie, chronisch erhöhten Cholesterinwerten. Als frisch gekeimte Rohkostnahrung ideal wegen der aktiven Enzyme. Ansonsten getrocknet in Kapselform sehr gut verträglich.
Borretsch *Borago officinalis*	Venenentzündung, Krampfadern, Angina pectoris, Arteriosklerose. Als Öl verlangsamt es Alterungsprozesse deutlich, da es die Gewebeelastizität fördert.
Cayenne-Pfeffer *Capsicum frutescens*	Herzprobleme aller Grade und Arten, Blutdruckregulation, wenn Magen- und Darmschwäche vorliegen. Ideal: 1 Glas heißes Wasser und 1 Prise Cayenne schluckweise trinken.
Erdrauch *Fumaria officinalis*	Arteriosklerose. Blutreinigend, cholesterinausgleichend. Ideal: In Kapselform hoch dosiert (2 Kps. 15 Min.vor jeder Mahlzeit) und Fumaria officinalis D12 1x täglich 2 Wochen lang.
Gewürznelken *Caryophyllus aromaticus*	Herzschwäche, Arteriosklerose und Venenschwäche. Regt das gesamte Gefäßsystem an und wirkt antibakteriell. Ideal: Tagsüber immer mal wieder 1 Nelke im Mund lutschen bis kein Geschmack mehr vorhanden ist.
Ginkgo *Ginkgo biloba*	Durchblutungsstörungen, Arteriosklerose, Verstopfung der Kapillaren vor allem im Kopf, Venenschwäche. Erweitert die Gefäße und aktiviert den Kreislauf. Deshalb ist für guten Stoffwechsel und gute Ausscheidung zu sorgen! Ideal: Phytotherapeutisch und homöopathisch parallel einsetzen, dazu 2-3 Liter reines Wasser pro Tag trinken.
Habichtskraut, kleines *Hieracium pilosella*	Bluthochdruck, Anämie, Herzwassersucht.
Hamamelis *Hamamelis virginiana*	Durchblutungsstörungen in den kleinen und großen Gefäßen. Vorbeugend bei Embolie- und Thrombosegefahr. Macht Arterien und Venen elastisch.
Herzgespann *Leonurus cardiaca*	Herzbeschwerden, Herzrasen durch Rastlosigkeit und Stress, Hypertonie. Ideal als Urtinktur, in akuten Zuständen 5x täglich 5 Tropfen.
Hirtentäschel *Capsella bursa pastoris*	Hypertonie und Hypotonie, Herz- und Kreislaufbeschwerden aufgrund psychischer Belastungen.
Immergrün *Vinca minor*	Arterielle und zerebrale Durchblutungsstörungen (DD Ginkgo), Bluthochdruck, Anämie, Arteriosklerose. Kalzifizierungen an verschiedenen Organen. Ideal: Phytotherapeutisch und homöopathisch in niedrigeren Potenzen als Intensivkur 3 Wochen lang.

Heilpflanze	Indikation/Anwendung
Johannisbeerblätter *Ribes nigrum*	Arteriosklerose, Blutübersäuerung. Frische Blätter als Tee oder getrocknet kurweise, um Harnsäure auszuschwemmen. Im Sommer parallel dazu essen: rote Johannisbeeren für die Frau, schwarze für den Mann, um alle endokrinen Drüsen zu reinigen und zur rhythmischen Sekretion anzuregen.
Löwenzahn *Taraxacum officinale*	Herzschwäche, Gefäßkrankheiten aller Art. Besonders im Frühjahr ist er ideal für eine Reinigung der Blutgefässe und des Blutes. Er regt auch das Drüsensystem an sowie die größte exokrine Drüse, die Leber. Das in ihm enthaltene Cholin erweitert die Gefäße und senkt den Blutdruck. Ideal: frische Löwenzahnblätter zum Salat nehmen, 5 - 10 Tropfen der Tinktur (ganze Pflanze in Branntwein 2 - 3 Wochen ziehen lassen) und Taraxacum D 6 jeden 2. Tag. Diese Kur über 3 Wochen bewirkt eine kräftige Regeneration von Herz und Blutgefässen.
Mäusedorn *Ruscus aculeatus*	Venenschwäche, Venenentzündung, Krampfadern, Varizen, Couperose. Stärkt die Kapillarpermeabilität, reinigt die Gefäße und macht sie elastischer.
Myrrhe *Commiphora mukul*	Herzbeschwerden aufgrund von Rheuma, Sklerosierung der Herzkranzgefäße. Sorgt für eine bessere Durchblutung, fördert die Blutbildung und senkt die Entzündungsbereitschaft.
Passionsblume *Passiflora incarnata*	Herzneurose in den Wechseljahren. Ideal: Phytotherapeutisch und homöopathisch in niedrigen Potenzen kurmäßig 2- 3 Wochen anwenden.
Pfefferminze *Mentha piperita*	Angina pectoris, Herzmuskelschwäche. Steigert anfangs den Blutdruck, erniedrigt ihn später und gleicht Herzschlag und Atemfrequenz aus.
Rosmarin *Rosmarinus officinalis*	Kreislaufschwäche, nervöse Herzbeschwerden, Hypotonie, Herzwassersucht. Fördert die Durchblutung. Ideal: Im Sommer frische Blattnadeln aufbrühen und als Gewürz so oft als möglich einsetzen. Bringt selbst alte Schlacken in den Gefäßen in Bewegung, löst Verkrampfungen in ihnen und desinfiziert zugleich Giftdepots. Wegen seiner austreibenden Kraft sollte Rosmarin nicht während der Schwangerschaft verwendet werden.
Schisandra *Schisandra sinensis*	Sauerstoffunterversorgung, energetische Dysbalance, Arteriosklerose. Diese unscheinbare, kleinwüchsige Heilpflanze wurde schon 2700 v. Chr. bei diesen Krankheiten in China, Sibirien und Tibet eingesetzt.
Wacholderbeeren *Juniperus communis*	Große Herzschwäche, Herzwassersucht, Herzangst. Sie wirken entschlackend, schleimlösend und antibakteriell. Ideal: Nach der Mahlzeit 3-5 Beeren kauen. Wirkt sehr belebend und vertreibt die Ängste.
Wiesenkönigin, Wiesengeißbart *Filipendula ulmaria*	Arterienverkalkung, Bluthochdruck als Folge von Rheuma. Aus dieser Pflanze und Silberweide wurde Salicylsäure für die Herstellung von Aspirin isoliert. Natürliche Salicylsäure ist herzstärkend und schmerzlindernd.

4.3 Herz-Kreislauf-Therapie nach Hildegard

Obgleich ich mich nicht als Expertin der Hildegard-Medizin verstehe, gibt es doch etliche bewährte Heilmittel, die ich regelmäßig bei chronischen Krankheiten einsetze. Ich wähle sie gerne, weil sie fast immer die Leber mit behandeln, meistens gut schmecken und durch spirituelle Inspiration entstanden sind. Hier meine Favoriten für Herz-Kreislauf-Erkrankungen, die ich parallel zur homöopathischen Therapie verordne:

1. Der Herzsaft = Fenchel-Süßholzsaft

Bei Herzinsuffizienz, Altersherz und Herzschwäche. Er ist vor allem bei älteren Patienten sehr beliebt und sehr bekömmlich. Täglich 3 x 1 Teelöffel Herzsaft 15 Minuten vor dem Essen.

2. Galganttabletten und Galganthonig

Bei Angina pectoris, Herzbeklemmung und Herzschmerzen, nervösen Herzbeschwerden und Herzrhythmusstörungen. Ich empfehle außerdem den Patienten, Galgant als Gewürz in der Zubereitung von Speisen (Getreide, Gemüse) zu verwenden. Mehrmals täglich 1 Tablette im Mund zergehen lassen. Vom Galganthonig pro Tag 1 Teelöffel zwischen den Mahlzeiten. Wer beides nicht mag, bekommt Galgant-Urtinktur, 3 x täglich 15 – 20 Tropfen verordnet. Wer schon auf dem Weg der Heilung fortgeschritten ist, trinkt am Abend 1 Gläschen Galgantwein.

3. Galgantlatwerge

Dieses wunderbare Pulver enthält außer Galgant auch Dostpulver und Selleriesamen, Pfeffer und Honig. Es ist bei fortgeschrittenen Stadien der Herzschwäche mit Atemnot und Herzschmerzen hilfreich. Mehrmals täglich 1 Messerspitze voll einnehmen.

4. Griechenkleepillen = Herzpillen

In diesen Herzpillen sind außer Galgant Bertramwurzel, Pfeffer, Griechenkleesaft und Bohnenmehl enthalten. Sie sind bei fortgeschrittenen Stadien von Herzinsuffizienz besonders bei älteren Patienten sehr hilfreich.

5. Mariendistelsaft

Bei Venenstau in den Beinen, Krampfadern Venenentzündung und „Besenreisern“. Die Beine werden mit dem Saft eingerieben. Bei Venenentzündung wird ein Stück Baumwolltuch oder noch besser Hanftuch mit dem Saft getränkt und aufgelegt.

6. Petersilienhonigwein

Bei Herz- und Kreislaufschwäche und leichten Formen von Hypertonie. Ein erstklassiges Herzstärkungsmittel! Täglich 2 – 3x 1 Likörglas voll trinken.

Die Hildegard-Arzneien sind keine Nahrungsergänzungsmittel. Deshalb sollten sie nicht dauerhaft konsumiert werden, sondern 2 - 3 Wochen, dann sollte eine größere Pause folgen und danach neu erwogen werden, ob eine weitere Verordnung nötig ist.

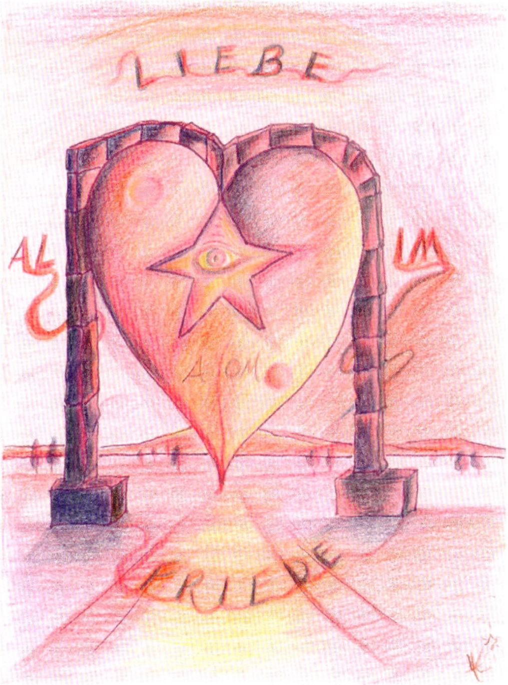

Gate, gate
Pāragate
Pārasamgate
Bodhi svāhā
Gegangen, gegangen,
hinübergegangen,
gänzlich hinübergelangt,
ERWACHEN
Aaah!

Hiermit ist das Herzstück des vollkommenen EINSSEINS vollendet.

5. Das Herz aus spiritueller Sicht

Das Mantra, von dem am Ende des Sūtras die Rede ist, bedeutet mehr als die inhaltliche Essenz der Lehre vom vollkommenen Einssein in sich selbst und mit dem Ganzen. Mantras wurden in Sanskrit gesprochen und da diese indogermanische Muttersprache nur in poetischer Form gefasst ist, spielen der Sprachrhythmus wie auch das Versmaß eine zentrale Rolle. Es ist zwar der Endreim, der unsere deutsche Poesie charakterisiert, nicht die Hauptsache. Doch wie die gesamte Aussprache des Sanskrit logisch vom Rachen bis zu den Lippen, also von hinten nach vorne den Mundraum erschließt, ist auch jeder Text nach rhythmischen Regeln geordnet. Der Mundraum wird als Mikrokosmos, als Abbild des Weltalls verstanden. Zuerst ist da der leere Raum. Dann fängt es darin an zu pulsieren und schließlich manifestieren sich Klang und Form.

Wer möchte, kann das Mantra in folgendem Rhythmus rezitieren:

∪ –– ∪ –– ✓

–– ∪ ∪ –– ✓

–– ∪ –– ∪ –– ✓

–– ∪ ∪ –– ✓

Hier wechseln Jambus und Trochäus, so dass ein aufmunternder, anregender Rhythmus entsteht, aus dem große Heilwirkung entspringt. Mantras werden oft wiederholt, so dass der ganze Mensch zu schwingen beginnt und der tiefere Sinn des Mantra-Inhalts bis in die letzte Zelle dringt. Nicht jedes Mantra hat einen Wortsinn. Aber es stellt immer einen kosmischen Klang der Schöpfung dar, der aus einem klaren Vokal (A, E, I, O, U) und einem Ausklang besteht, der wiederum in einen sanften Nasallaut und einen Summlaut differenziert wird. Das wohl bekannteste Mantra dieser Art ist AOUM, ॐ. Ein anderes ist inzwischen ebenfalls im Westen populär geworden: AOUM Māni padme hūm[16]. Mantras werden gebetsmühlenartig wiederholt, damit sich die Heilwirkung von Klang und Rhythmus entfalten kann.

Es mag wohl überraschen, dass ich in die spirituelle Betrachtung von Herz und Blutkreislauf eine physiologische Besonderheit des Herzens integriere. Ist es Zufall, dass sich im Querschnitt durch beide Herzkammern unser unmittelbarer Kosmos – Erde, Sonne und Mond – offenbaren? Es kommt darauf an, mit welchem Bewusstsein man anatomische Gegebenheiten betrachtet. Ich erlaube mir, in der folgenden Zeichnung sowohl die Quinte 3:2, die Dreiheit Sonne, Mond und Erde in den Formen als auch die Vierheit in den Herzhäuten bzw. Herzschichten zu erkennen.

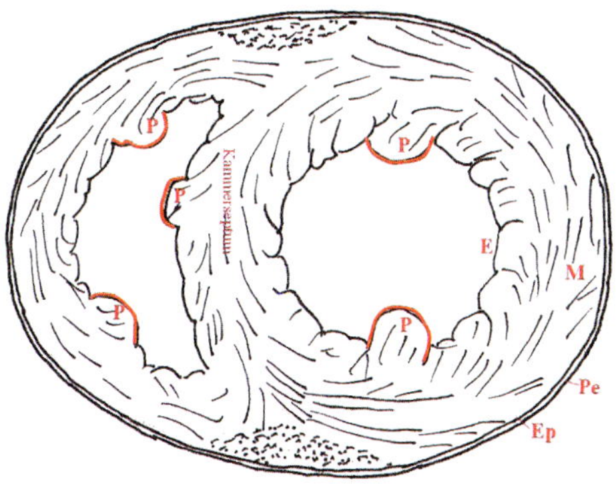

Abb. 29 Querschnitt durch die zwei Herzkammern

16 Eine kraftvolle Interpretation dieses Mantras ist auf der CD „Going Far East“ zu hören. Siehe Anhang

Die Abkürzungen bedeuten Folgendes:

P = Papillarmuskel, E = Endokard, M = Myokard, Ep = Epikard, Pe = Perikard

Die rechte Herzkammer hat drei Papillarmuskeln, die linke zwei Papillarmuskeln. Die rechte Kammer erinnert an die Mondsichelform, die linke an die Sonnenform. Der gesamte Herzmuskel hat aus dieser Sicht die Form der Erde, von der man weiß, dass sie nicht kugelrund, sondern an den Polen leicht abgeplattet ist und eher wie ein liegendes Ei aussieht.

Im Herzen finden wir somit alle harmonikalen, geistigen Prinzipien wieder, die unsere Weltordnung spiegeln:

Die Zwei kommt aus der Einheit hervor, denn die zwei Herzen bilden ein Ganzes und nur ein Ganzes kann geteilt werden.

Die Proportion 3:2 lässt die leere Quinte, das große Nichts, unhörbar für die physischen Ohren ertönen. Doch da die ganze Welt Klang ist, können wir uns mit den inneren Ohren dem Herzen öffnen und lauschen, was es uns mitteilt.

Die Vier ist der Inbegriff der Inkarnation. Ein Mensch, für eine bestimmte Zeit in einen Raum (Körper) gebunden, hat ein Herz und es liegt in seiner Hand, wie er/sie die Herzenergie nutzt, um sich auf allen Seinsebenen zu verwirklichen.

Die Sechs ist zweimal die Drei und die Vollendung, die perfekte Synergie, die Aufhebung der Dualität auf der spirituellen Ebene. Da ist nicht weiter verwunderlich, dass die Herzenergie vor allem in den Bewusstseinsschulungen Asiens als Hexagramm dargestellt wird. Es ist aus zwei Dreiecken zusammengefügt. Ich habe einmal ein Herz-Mandala entworfen und möchte an ihm die Symbole erklären, die uns die spirituelle Dimension unserer Herzkraft erschließen helfen:

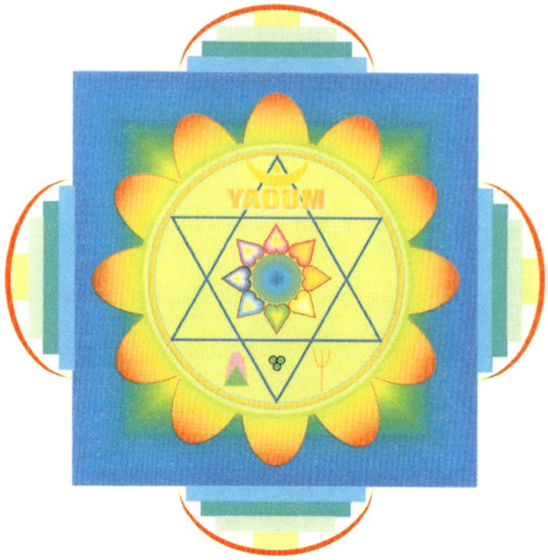

Abb. 30 Herz-Cakra

Das Quadrat symbolisiert das physische Herz in einem lebendigen Körper. Damit sich die Kraft des Quadrates nicht durch die Ecken verflüchtigt, wird sie an den vier Seiten durch drei Stufen gehalten. Der Rundbogen über diesen Stufen steht für den ganzen Menschen, den ganzen Körper, in dem die Lebenskraft für diese momentane Inkarnation wirkt. Auf der Basis einer guten Erdung ist es leichter, die nächste Seinsstufe zu verwirklichen: die zwölf Richtungen, in die sich unsere Energie bzw. unser Bewusstsein ausbreiten kann, dargestellt durch zwölf Blütenblätter. Damit sind sowohl die acht Himmelsrichtungen gemeint als auch die Zeitrichtungen Vergangenheit, Jetzt, Zukunft und Ewigkeit, auf die wir unser Bewusstsein im Zuge der Selbst-Verwirklichung lenken können.

Die Zwölf ist auch ein Sinnbild für das Zusammenströmen verschiedener Energien in einem Zentrum – des Herzen. Das Herz-Cakra bildet die energetische und geistige Mitte des Menschen. Unter ihm befinden sich das Wurzel-Cakra, Sakral-Cakra und der Solarplexus. Über ihm folgen Kehl-Cakra, drittes Auge und Scheitel-Cakra. Vom Herzen aus fließt die Energie, wie wir gesehen haben, in Lemniskaten nach oben und unten.

Der Kreis in einem Mandala symbolisiert das Ganze und die Einheit, so auch hier. Ein weiteres Zeichen des EINEN ist das Hexagramm im Kreis. Es besteht aus einem Dreieck mit der Spitze nach oben. Das steht für das männliche oder Sonnenprinzip. Damit vereint sehen wir ein Dreieck, dessen Spitze nach unten zur Erde weist. Es steht für das weibliche oder Erdprinzip. Wenn dieses dualistische Prinzip zur Vereinigung kommt, entsteht etwas Drittes – ein leibliches Kind oder ein geistiges Kind. Doch jeder Schöpfungsakt impliziert die Vereinigung von Gegensätzen. Hier im Herz-Mandala entsteht durch das Überblenden zweier gleich großer Dreiecke das Hexagramm. Soll aus einer Vereinigung von Mann und Frau ein Kind geboren werden, ist das auf natürliche Weise nur übers Fühlen möglich. Deshalb stehen Herz und Hexagramm im Herz-Cakra für das Gefühl. Sind weibliche und männliche Kraft im Gleichgewicht, fließt auch genügend Lebensenergie, um den Körper mit sauerstoffreichem Atem und unseren Geist mit schöpferischen Ideen zu nähren. Wer mit sich im Gleichgewicht, bei sich in seiner Mitte verweilen kann, strahlt Harmonie und Gelassenheit aus.

In der Spitze des Dreiecks steht die Silbe „Yaoum". Wir können in unserer Sprache ein „Ja" darin erkennen und das ist auch gemeint: Die Bejahung dieses jetzigen Lebens, die Annahme von uns selbst, so wie wir sind. Seit Jahrtausenden hat man in Indien den Bezug von Klang und Körper erforscht. Aus Erfahrung weiß man daher, dass das „Ja" über O und U in einen Summlaut mündend das Herz in energetische Schwingung versetzt und jegliche Form von Enge oder Schwäche behebt. Indem er so lange wie möglich auf einem Ausatem rezitiert wird, macht der Mensch sich bereit, mehr Sauerstoff und Lebensenergie (Prana, Od) aufzunehmen.

Über der Mantra-Silbe sehen wir eine liegende Mondsichel mit einem Punkt. Einerseits ist dies ein phonetisches Zeichen im Sanskrit, dass ein Laut leicht nasal summend ausklingt. Andererseits ist mit diesem Zeichen tatsächlich die Mondsichel gemeint, die wie ein weibliches Becken den „Samen der Sonne" empfängt und das Licht ausstrahlt.

Das Herz hat die stärkste magnetische Kraft, was sich in der Farbwahl des äußeren Quadrates und des inneren Hexagramms ausdrückt.

In der unteren Spitze des Hexagramms sehen wir drei Punkte; sie symbolisieren die drei Energiezentren unterhalb des Herzens. Damit ist keine Wertung gemeint, sondern nur ein Hinweis, dass ein Mensch, der die spirituelle Herzenergie wirklich lebt, in Harmonie mit der Basis, also mit den unteren Energiezentren sein muss. Wer nicht auf diese solide Basis zurückgreift, hebt ab und verliert die Herzenswärme, wird seltsam und beraubt sich durch Allüren der eigenen spirituellen Weiterentwicklung.

Links neben der Dreieckspitze sehen wir ein grünes Dreieck; es symbolisiert das Herz als Wegweiser und Inspirator für den – bildlich gesehen – nach oben strebenden Weg in höhere Bewusstseinsebenen. Hinter dem Dreieck zeigt sich ein phallisches Gebilde. Es steht für die latente schöpferische (Zeugungs-) Kraft, die eine geistige Entwicklung ermöglicht.

Rechts neben der Dreieckspitze steht ein Dreizack, das Symbol für die Balance zwischen den drei Mächten, die das Lebensprinzip steuern: Schöpfung – Erhaltung – Sterben.

In das Hexagramm ist ein kleiner Kreis mit acht Blütenblättern integriert, sozusagen das Innerste der Herzenergie. Die Zahl Acht ist die höhere Oktave (Verdopplung) der Vier, der irdischen Manifestation. In allen alten spirituellen Schulungen begegnet uns die Acht als Ewigkeitszeichen = Lemniskate. Sie bedeutet, dass wir als inkarnierte Menschen Erleuchtung im Sinne von Selbst-Wesensschau oder Selbst-Erkenntnis erlangen können, denn dazu benötigen wir einen Körper, der das erfährt und fühlt und ein Bewusstsein, das es bewusst erlebt. Die acht Blütenblätter haben Farben des Regenbogens, was bedeutet, dass im EINEN ALLES enthalten ist und sich in ALLEM zeigt. Beide Aspekte des Seins sind untrennbar miteinander vereint. Das eine kann ohne das andere nicht existieren. Die Herzenergie soll dazu verhelfen, das unmittelbar intuitiv zu erfassen. Diese Tiefe des menschlichen Bewusstseins lässt sich nicht durch Logik oder philosophische Spekulation erschließen, sondern nur durch die eigene Erfahrung; das ist der direkte Weg, der zum Wissen aus erster Hand führt. Bei Mantras oder Meditationsinhalten der Herz-Ebene geht es immer um Integration und Vereinigung dualistischer Aspekte zu EINEM. Die notwendige Voraussetzung ist die „Lauterkeit des Herzens", frei von Erwartung auf Anerkennung. Wenn es um die spirituellen Aspekte der Heilkunst geht, rangiert immer mehr das Geschehenlassen vor dem Wollen.

Ich erwähne diese Zusammenhänge, weil ich seit gut zehn Jahren einen deutlichen Bewusstseinswandel bei Heilpraktikern und Ärzten beobachte, die eine ganzheitliche Behandlung bei ihren Patienten anstreben. Es stehen nicht mehr allein die Heilmethoden im Vordergrund, sondern der Mensch, der sie ausübt. Darum wächst das Interesse an Selbst-Erfahrung in jeder Hinsicht. Es war nur eine Frage der Zeit, zu der Überzeugung zu kommen, dass die Qualität der Heilungsprozesse bei unseren Patienten im großen Maße davon abhängt, welche Instanz wir in ihrem Bewusstsein ansprechen. Hunderte von Kollegen haben inzwischen in der eigenen Praxis erlebt, wie Patienten aufblühen, wenn sie von Anfang an ermuntert werden, sich schöpferisch auszudrücken. Dadurch kann sich ihr innerstes Wesen, ihre Herzenergie, ihr Höheres Selbst oder das GROSSE ICH offenbaren. Im Zuge des schöpferischen Ausdrucks, einerlei wie begabt jemand ist, wird das frei, was wir mit dem abstrakten Begriff der „Lebensenergie" oder „Selbstheilungskräfte" belegen. Die Dynamis im chronisch Kranken anzuregen, wie Samuel Hahnemann und vor ihm schon Paracelsus es beschreiben, hängt wesentlich mehr von der Intention des Therapeuten ab, als von der Heilmethode oder Heilsubstanz. Es ist nicht das Mittel, das einem das höhere Bewusstsein erschließt, sondern es ist das Bewusstsein, das einem die Wirkung der Mittel erschließt. Das spüren immer mehr Therapeuten und erkennen, dass sie in der Lage sein müssen, die positiven Potenziale im Kranken wahrzunehmen, das heißt jene Instanz, die unversehrt, heil und ganz ist, ungeachtet aller Krankheitssymptomatik. Das ist zweifellos ein hoher Anspruch. Doch durch unsere Medial- und Heilerschulung erleben wir nunmehr seit 15 Jahren, dass zum einen 80 – 90 % der

Teilnehmer Therapeuten sind und offenbar ein Bedarf vorhanden ist, die Hellsinne zu schulen und einzusetzen. Zum andern zeigt sich, dass sie die erworbenen Fähigkeiten der erweiterten Wahrnehmung völlig selbstverständlich zum Wohl ihrer Patienten einsetzen. Sie erleben selbst; der Anspruch, beim Patienten das höhere Selbst anzusprechen wird heruntertransformiert auf den natürlichen Umgang mit sensitiven und heilerischen Fähigkeiten. Das ist auch der Weg, die Herzenergie in sich selbst zu aktivieren und selbst zu erfahren, wie dadurch die natürliche Autorität des Herzens wirksam wird.

Bei keiner Klientel können wir die Notwendigkeit, die schöpferischen Potenziale im Patienten wahrzunehmen und diese als wesentlichen Teil des Heilungsprozesses zu erkennen, besser erkunden als bei den Herzkranken. Sie stehen an der Spitze der wachsenden Krankheitspyramide. Ziehen wir alle Aspekte in Betracht, die ich mir erlaubt habe, rund um Herz und Kreislauf anzusprechen, springt einen die Ursache unmittelbar an: der Verlust von Lebensrhythmus und das Abdriften von harmonikalen Lebensordnungen, die alles in der Natur bestimmen – so auch im Menschen. Das so genannte „Gesundheitswesen" liegt in der Agonie, der Glaube an die Machbarkeit der Medizintechnik wird schwächer und die verheerenden Folgen der Nebenwirkungen chemischer Kampfstoffe gegen Krankheiten rücken immer deutlicher ins Bewusstsein frustrierter Ärzte und Heilpraktiker. Mit einem Wort: Der materialistische Zugang zu kranken Menschen hat ein Maß erreicht, das zum Umdenken, vor allem zu anderem Fühlen und Handeln mahnt. Wie immer in der Menschheitsgeschichte stehen auch wir an der Schwelle, wieder ganz einfache Lösungen für unsere Probleme zu finden. Das Einfachste war und ist immer das Schwerste, denn es ist Ausdruck einer spirituellen Betrachtungsweise des Lebens, somit auch des Krankseins und Heilens. Ein Bewusstseinswandel kann nicht intellektuell vollzogen werden, sondern bedarf der Selbst-Erfahrung. Das begreifen immer mehr Therapeuten und nähren dadurch die positiven geistigen Strömungen, die unübersehbar einen gesunden Ausgleich zur reduktionistischen und materialistischen Medizin schaffen.

Es hat sich in der Praxis bestätigt, dass in der Behandlung Herzkranker die beiden Extreme – hier Schulmedizin, dort spiritueller Zugang zum Wesen von Herzkrankheiten – hart aufeinanderprallen. Doch das symbolisiert haargenau das Wesen der Herzenergie mit ihren integrativen Fähigkeiten und harmonikalen Ordnungsprinzipien. Machen wir es ihr nach, grenzen wir nichts und niemanden aus, sondern finden für jede Bemühung, einem Kranken zu helfen, einen gebührenden Platz. Solange noch Schulmedizin oder Schulhomöopathie oder sonst eine verschulte Heilkunde gegeneinander kämpfen und vor lauter Verbotsschildern über ihre eigenen Potenziale stolpern, nehmen Herzkrankheiten, gefolgt von Krebs, weiter zu. Wir brauchen Visionen, um zuversichtlich unsere schöpferischen Kräfte zu mobilisieren. Eine dieser Visionen ist die Herzkraft, scheinbare Gegensätze zu integrieren in ein großes Ganzes, das vielleicht einmal den schlichten Namen „Heilkunde" tragen wird.

Mir bereitet es eine Herzensfreude zu erleben, dass der Weg zur Einfachheit im Denken, Fühlen und Handeln auf vielfache Weise mit immer mehr Begeisterung beschritten wird und der Anspruch, ganzheitlich zu therapieren immer wahrhaftiger wird. Das impliziert auch das Interesse für alte Weisheiten rund um den Bezug von Organsystemen, Emotionen und spirituellen Aspekten. Damit kehre ich auch zum Ausgangspunkt, zum Herz-Cakra, zurück.

In der Esoterikszene wird der Begriff „Cakra" bereits inflatorisch benutzt, indem man sie vermeintlich reinigt, „richtig herum dreht", aufmacht, zumacht usw. Cakra heißt übersetzt „Rad" und wird im Sanskrit sehr vielschichtig verstanden. Der bedeutsamste Aspekt ist das Cakra als Bewusstseinsstufe, die nicht linear in der Abfolge von unteren zu oberen Instanzen geschieht, sondern kreisförmig. Cakras sind somit Stationen des Bewusstseins, die alle miteinander verbunden und im großen Ganzen des Kosmos Mensch wirksam sind. Vom Vorgang her sieht es so aus, als würden wir uns sozusagen „von unten nach oben" hocharbeiten und gleich einer Leiter aus den Niederungen des irdischen Lebens in den Himmel. Doch jede Sprosse der Leiter hängt von allen anderen ab, kein Schritt ist besser als der andere. Jede Cakra-Ebene lehrt uns etwas Essenzielles auf dem Weg des inneren Wachwerdens und der spirituelle Aspekt darin ist, jede Erfahrung und Erkenntnis zu integrieren.

In der altindischen Cakra-Lehre wird die Herzenergie, wie wir gesehen haben, mit dem Hexagramm als Inbegriff ihres vollendeten Wesens symbolisiert. Die Zahl Sechs wie auch das Hexagramm stehen für das Luftelement. Die Luft ist zugleich DAS Lebenselixier für die irdische Phase unseres Seins und DAS Sinnbild für unendliche, unbegrenzte Weite unseres Bewusstseins. Ein Hinweis auf werdende Herzkrankheiten sind häufige Träume vom Fliegen. Die Überwindung der Schwerkraft können wir physisch nur für eine Sekunde erleben. Wir haben viele Maschinen und Apparaturen erfunden, um das Luftelement zu erobern. Im geistigen Sinne sind uns zu jeder Zeit „Flügel gewachsen", denn die Gedanken sind frei. Für alles, was wir geistig erobern, für jeden Bewusstseinszustand gibt es eine körperliche Entsprechung, weil der Körper das Fahrzeug unseres Bewusstseins ist. Das wurde und wird in allen seriösen spirituellen Bewusstseinsschulungen im wahrsten Sinne be**herz**-igt. Wir haben zu jeder Zeit die Chance, unsere Möglichkeiten der Bewusstseinserweiterung auf die schöpferischen Potenziale im Becken, die Hellsinne im „Dritten Auge" oder auf das Mitgefühl im Herzen zu erweitern. Das eine nährt das andere, das eine geht aus dem anderen hervor. Bewusstseinserweiterung bedeutet immer eine ganzheitliche Entwicklung.

Dass Menschen schon in alter Zeit versucht haben, diese Gesetze zu ignorieren und auf Abkürzungen zu sinnen, mag die folgende Zen-Geschichte illustrieren:

Ein reicher Mann kam zu einem Zen-Meister und heuerte dessen Mönche an, ihm ein dreistöckiges Haus zu bauen. Wie nicht anders zu erwarten, legten die Mönche erst ein Fundament und bauten dann Parterre, den ersten und zweiten Stock darauf. Als sich das Haus der Vollendung näherte, kam der Hausherr und schimpfte fürchterlich. Er habe nur den obersten Stock haben wollen und nur den sei er bereit zu bezahlen, doch nicht den ganzen überflüssigen Unterbau. Er wolle am nächsten Tag den dritten Stock besichtigen. Wutschnaubend schritt der Reiche von dannen. Da wies der Abt die Mönche an, das ganze Haus wieder bis auf die Grundmauern einzureißen und die Steine dorthin zu tragen, wo sie einst lagerten. Nach mühevoller Arbeit war der Platz wieder leer, auf dem das Haus stehen sollte. Der Reiche kam, sah und SAH plötzlich. Es heißt, er kam angesichts der Leere vor ihm zu einer Erkenntnis.

Wohl dem, der die Unsinnigkeit seines Denkens und Handelns durchschaut und zur Erkenntnis kommt, dass jeder Schritt mit allen Schritten unlösbar verbunden ist. Es erscheint uns nur vom Vorgang her, als gebe es Stockwerke, niedere oder höhere Cakras. Sie werden als Räder[17] wahrgenommen, doch gibt es nicht nur die drehende Bewegung, sondern auch die strahlende elektrische und anziehende magnetische. Das Herz-Cakra macht dies sehr deutlich, denn es zieht den Menschen ganz nach innen, wo er sich für die zentralen Lebensfragen öffnet: Wer bin ich? Was sind Leben und Tod? Gleichzeitig strahlt keine Energie so stark nach außen wie die Herzenswärme. Das Herz ist im Kleinen wie der ganze Mensch im großen Teil des Kreislaufs von Werden und Vergehen. Das Verständnis dafür im Herzkranken zu erwecken, ist letztlich unsere Aufgabe als Therapeuten. Dazu bedarf es vieler kleiner Schritte im Heilungsprozess, der aus dieser spirituellen Betrachtungsebene nichts anderes ist als die Erinnerung an das, was schon immer da war und immer da ist

17 Darüber mehr in Band 7 „Endokrine Drüsen – Lebensrhythmus und Spiritualität“.

6. Das Herz in der alteuropäischen Symbolik

Den Abschluss der ganzheitlichen Betrachtung von Herz und Kreislauf bildet ein Vortrag von Harald Knauss, den er während unserer Spirituellen Schulung, die einmal jährlich stattfindet[18], über die Symbolik und astrologische Bedeutung des Herzens hielt. Er ist so informativ und hat die anwesenden Therapeuten so begeistert, dass ich ihn hier vollständig wiedergebe. Wenngleich auch einige Aspekte in diesem Buch schon angeklungen sind, bietet dieser Beitrag auch eine gute Zusammenfassung der Thematik. Es ist spannend, dass sich die harmonikalen Ordnungen im Herzen auch durch eine andere Betrachtungsweise wiederfinden lassen.

Harald Knauss

Das Herz als Symbol für die Mutterkraft

Das Herz stand über lange Zeit im Mittelpunkt der Suche nach dem Prinzip des Lebens. Erst seit 100 Jahren erleben wir eine zunehmende Überlagerung durch das Verstandesdenken, was seine Konsequenzen hat. Denken wir nur daran, dass das Herz, welches zu unserem rhythmischen, zirkulären System gehört, uns einen Maßstab für die Koordinaten unseres Lebens bildet. So gibt es unserem Leben Puls und Rhythmus, verbindet sich mit dem Strömen der Lebenskraft in uns. Ist das Herz „in Frieden" mit sich und der Welt, schlägt es regelmäßig und in einem Puls, den die Musik als „Andante" bezeichnet. Der Puls bewegt sich zwischen 60 und 80 Schlägen in der Minute. Da er das Maß und Zentrum, die Mitte bildet, wird er dem griechischen Gott Apollo, dem Sonnengott, zugeordnet. Das Wollen unseres Verstandes ist frei und kann uns dementsprechend zu unglaublicher Geschwindigkeit und zum Unrhythmischen treiben, was wir heute ja erleben. Kurzfristig ist so etwas machbar, aber stets fordert uns das Herz auf, wieder in die Mitte zurückzukehren. Tun wir das nicht, so hat das Konsequenzen. Gerade heute erleben wir wieder die Bedeutung der eigenen Mitte sehr zwingend – die körperliche Mitte bildet das Herz, das Mit-sich-in-Frieden-sein. Das materiell orientierte, rationale Denken hat uns Hektik und Zerrissenheit gebracht, die auf Kosten des Herzens gehen. Betrachtet man die Krankheits- und Sterbestatistik, so stehen die Herz-Kreislauf-Erkrankungen an erster Stelle. Natürlich kann man rationale Gründe dafür finden, Bewegungsmangel, Ernährung etc., aber dies greift zu kurz. Im Herzen finden wir eine völlig andere Art des Denkens und Lebens, die man als ganzheitlich, eben aus der Mitte heraus, bezeichnen kann. Das Herz zielt nicht auf kurzfristige Lust, schnellen Gewinn und rein praktischen Nutzen, sondern strebt nach Erleben, Vereinigung und Einheit. Heute pflegen wir einen starken Individualismus, der seinen Preis fordert. Und eigentlich könnte man die Herzkrankheiten als Folge dieses überstarken Individualismus bezeichnen. Das Herz ist die Mutter aller Dinge. Von ihm als Zentrum gehen in kreisförmigen Wellen die nährenden, magnetischen Ströme in unserem Energiefeld aus, die beruhigend und regenerierend wirken. Sie bilden das nährende, erhaltende Element und die Anbindung an das Ganze. Der Vater ist das Denken, der Kopf, der in großen Einzelleistungen seine Qualität zeigt. Er steht für das Wollen, das bewusste Erkennen und Handeln. Somit sind Herz und Verstand ein Abbild der großen Dualität, auf der die Welt aufgebaut ist.

18 Die spirituelle Schulung ist für die Absolventen unserer Medial- und Heilerschulung eingerichtet worden, damit die medialen und Heilergaben weiter ausreifen können.

Zu allen Zeiten gab es ein Bewusstsein für die Dualität aller Erscheinungen in der objektiven Welt, aber auch eines einheitlichen Urgrundes, aus dem diese entspringt. Alles, was sich offenbaren möchte in der irdischen Welt, muss sich aus der Ganzheit abspalten und abtrennen. Ein Teil, das, was wir Seele nennen, bleibt in der Verbindung zur Ganzheit, während das Selbst oder Ich in die Welt hinausgeht. Dort trifft es auf das Nicht-Selbst, das Du. „Ich" können wir nur sagen, wenn wir einem „Nicht-Ich" gegenüberstehen. Daher bleibt unsere Welt eine duale.

Aber nicht ewig währt dieses Leben in der Abspaltung, der Dualität. Die „Ladung der Batterie" oder des „Akkus", den das einzelne Selbst mitbringt, ist beschränkt. Stets muss es in Ruhephasen aufgeladen werden und irgendwann muss das Abgetrennte wieder in das Ganze zurückkehren. Dieses Prinzip erkannte man im Jahreslauf der Sonne wieder. Sie wandelt gleich dem einzelnen Ich durch das Jahr, um am Punkt der Wintersonnwende, der dunkelsten Nacht des Jahres, wieder in die Einheit zurückzukehren. Dort wird sie verwandelt, verjüngt, wird ihr Licht neu entzündet. Die Wintersonnwende hieß in den nordatlantischen Kulturen „Mütterhaus". Es ist die Mutter, in der das ganze Leben kreist, in der das ganze Leben eingebunden ist. Sie herrscht in der Tiefe des Lebens, im „Haus der Kraft". Durch den Vorgang der Ent-Bindung kann das einzelne Leben befreit werden. Eben dies sah man in der Wintersonnwende verkörpert. Dort kehrt die Sonne ein, um erneut Kraft zu tanken. Da die Sonne als Gottheit gesehen wurde, kann es gar nicht anders sein, als dass der Licht- und Heilsbringer, der junge Sonnenheld oder Jahresgott, stets zu diesem Zeitpunkt geboren wird. Auch die christliche Kirche fixierte die Geburt ihres Heilsbringers auf diesen Zeitpunkt im Jahr. In der dunkelsten Nacht des Jahres wird das neue Leben geboren, das neue Jahr. Dies ist ein rational nicht fassbarer, mystischer Vorgang der Verwandlung.

Alles Leben nimmt seinen Ausgang im Mutterschoß und zur Mutter kehrt es daher wieder zurück, so der alte Glaube. Aus diesem Grunde war in den alteuropäischen Kulturen die Wintersonnwende die „Heilige Nacht der Mütter". Der todkranke alte Jahresgott kehrt zu diesem Zeitpunkt in das Haus seiner Mutter zurück, gleich wie die Sonne sich in bildhafter Vorstellung in der Höhle, im Wasser oder in der Nacht verkriecht. Es vollzieht sich dort die unsichtbare, magische Transformation des Alten zum Neuen, eine Wiedergeburt. Am Punkt der Wintersonnwende treffen sich die beiden Kreishälften des Jahres, die symbolisch als Rund- oder Hakenstab gesehen wurden. Mit diesem Stab wird die Sonne aufwärts bewegt oder der Himmel samt seiner Kraft herabgezogen. Der Rund-, Krumm oder Hakenstab blieb bis zur christlichen Neuzeit ein wichtiges Symbol der Heiligen. Aber ursprünglich war es der Stab der Mutter, die Priesterin und Seherin in einem war, denn sie wirkt „Leben erhaltend". Wo ihr Stab die Erde berührt, entspringt eine heilige Quelle, d.h. es wird neues Leben offenbar. Dorthin pilgerten die Frauen, um für Fruchtbarkeit zu bitten. Zahlreiche Legenden finden sich auch noch in später christlicher Zeit, dass ein Priester oder Bischof mit seinem Krummstab auf die Erde haut und eine heilende Quelle entspringt. Dort entsteht dann ein Wallfahrtsort. Seltsam oder in gewissem Sinne gewaltsam ist es aber schon, dass in später Zeit das Männliche auf das Weibliche schlägt und daraus Heilsames werden soll. Mutter Erde ist weiblich und so ist es ganz natürlich in alter Zeit, dass ihre „Töchter" diese Aufgabe haben. Es ist die Frau, die die Trägerin des Lebens ist.

Sie steht für das Runde, das lebendige Fruchtbarkeit bedeutet, während das Männliche dem geraden Stab, dem Zepter, dem Zeichen weltlicher Herrschaft zugeordnet ist.

Lehnt man zwei dieser Rund- oder Hakenstäbe gegeneinander, erhält man die Herzform, wie nachfolgende Abbildung zeigt.

Abb. 31 Zwei Krummstäbe formen die Herzgestalt

Das Zeichen des Herzens stand ursprünglich also für die All-Mutter. Sie verbindet die zwei großen Ströme des Lebens zu neuer Einheit, wie sich auch im Herzen zwei Ströme treffen. Auch die Verbindung Krummstab, Herz und Quelle wird damit verständlich, denn das Lebenswasser, das Blut, rauscht durch das Herz. Wenn wir heute mit dem Ultraschall das Herz untersuchen, können wir das Rauschen und Gurgeln dieses unterirdischen Stromes in uns laut hören.

Das Herz wird in den alten Inschriften oftmals auch als „Herz-Haupt" gemalt, denn in der Mutter verbinden sich nach alter Überlieferung Herz und Haupt zu einem „liebevollen Denken", eine Auffassung, die sich später noch im Mittelalter in der Minne-Kunst fortsetzte und sich im christlichen Glauben als Marienverehrung Ausdruck verschaffte. Das Herz-Denken besitzt Wärme, führt zu einem Streben nach Vereinigung, während der Verstand auf Analyse abzielt und daher als kalt gilt.

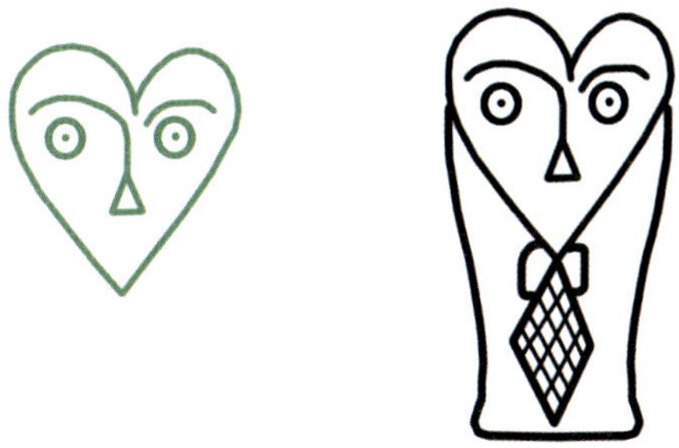

Abb. 32 Das Herz-Haupt der „Mutter"

Die All-Mutter, die für die helle (offenbare) und dunkle (verborgene) Seite des Lebens steht, ermöglicht auch die Wiederbeseelung der Verstorbenen, so dass sie erneut ihren Weg ins irdische Dasein antreten können. Damit sorgt sie für den ewigen Kreislauf des Seins. Die Mutter ist die Geburtsstätte des Kindes und damit das eigentliche Symbol für die Wiedergeburtsstätte des himmlischen Lichtes. In ihr können sich die Seelen wieder verkörpern und wieder inkarnieren ins Erdendasein. Sie ist die Gebärerin des Gotteskindes, des Sprosses, des neuen Lichtes.

Es gibt noch ein altes Bildzeichen für das Herz, welches aus drei Punkten besteht:

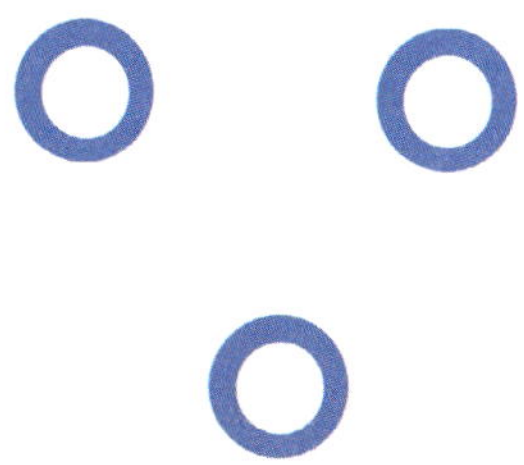

Abb. 33 Drei Herzpunkte

Dieses stellt die drei Sonnenkreise, d.h. die Jahreszeiten dar. Diese Kreise entsprechen aber auch den drei Sphären der Erde, nämlich

Luft, Wasser, Erde und stehen sinnbildlich für die beiden Augen und den Mund (siehe auch Abb. 32). Später verband man die drei Punkte zum Dreieck, woraus sich das alchemistische Symbol für das Element Erde ableitet.

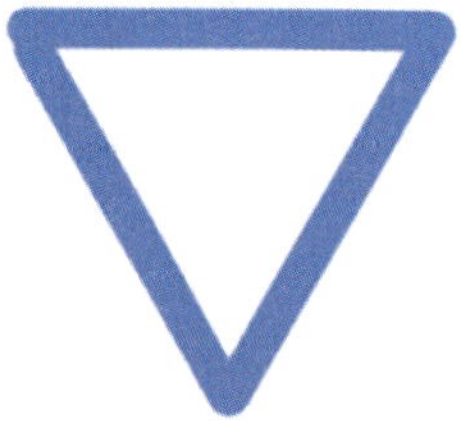

Abb. 34 Alchemistisches Symbol des Elementes Erde

Es ist das Gefäß, in das man den Samen legen kann, damit neues Leben wächst. Letztendlich rührt daher auch die Ableitung der körperlichen Entsprechung zwischen Herz und Uterus. In das Herz wird der seelische, lebendige Samen gelegt und in den Uterus der körperlich materielle. Das Gebären von neuem Leben ist daher nur zum Teil ein biologischer Reproduktionsvorgang, vor allem aber ein Vorgang der Beseelung. Ein „neues Licht" betritt die Erde. Aus diesem zweifachen Vorgang, der Erde und Himmel zusammenbringt, haben unsere Vorfahren das folgende Symbolzeichen für das Herz abgeleitet:

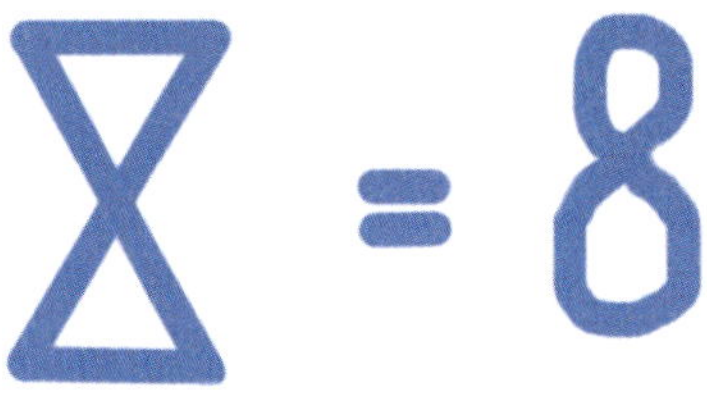

Abb. 35 Akka- oder Muttersymbol

Es ist das Akka-Zeichen, das die göttliche Mutter darstellt, welche den Äckern neue Lebensfrucht spendet. Es symbolisiert den Glauben an die Kraft der Beseelung und Verlebendigung, im Himmel wie auf Erden.

Dieses Zeichen wird auch als Variante der Odil-Rune gesehen, das für Beseelung, Einbindung des Lebens und Lebenssaft steht. In der Frau, besser in ihrer Mitte, der Hüfte, kommen die himmlische, obere Welt und die irdische, untere zusammen. Daher war die Frau auch stets das „Medium". Sie ist es, die den Kontakt zwischen den Welten herzustellen vermag. Das vorherige Symbol der Raute oder Acht verbindet sich auch mit dem Kreisen des Lebens, dem Kreislauf. Es ist die rautenartige Form der Acht, die für den ewigen Fluss des Lebens, für die regenerativen Kräfte steht. Der Mensch ist ein „Zweifacher oder Zwilling", was bedeutet, dass er zwei Energien in sich trägt. Er ist ein geistig-kosmisches Wesen und zugleich ein irdisches, ebenso wie es eine Himmels- und Erdenmutter gibt. Im Herzen kommen beide Ströme zusammen, was sich auch im zweifachen Wesen des Blutkreislaufs zeigt. Das Herz ist der Lebenspuls des menschlichen Wesens, so wie die Sonne der Lebenspuls für das irdische Leben ist. So lange das Herz schlägt, pulsiert das von der Natur geliehene Leben in uns. Es bildet Anfang und Ende.

Das Herz zeigt uns also in seiner Symbolik den Weg zurück zu unserer inneren Mutter, dort, wo nach germanischer Überlieferung die Quelle Urd entspringt, die ewige Lebensquelle. Dort findet die fortwährende Belebung statt. Über das Herz kommen wir in das Erleben unserer selbst hinein. Alles Äußere, scheinbar so Stabile, ist endlich und in ewiger Veränderung. „Alles fließt", sagte einmal der große griechische Philosoph Heraklit, was die Quantenphysik heute bestätigt. Im Außen gibt es also keine Wirklichkeit und Wahrheit. Der Verstand und Intellekt ist aber nur am Außen orientiert, da er das Innere, Subjektive nicht zu fassen vermag. In ihm liegt unser Wollen. Wie weit das Wollen unseres Verstandes von der Wirklichkeit entfernt liegen kann, kennen wir alle aus unserem persönlichen Leben. Daher galt in der alten Zeit die Aufmerksamkeit viel mehr dem Herz-Denken, denn im eigenen Sich-Erleben liegt die einzige Wahrheit und Wirklichkeit, die wir finden können. Der Verstand gibt uns ein Bild von der Welt, aber nichts lässt sich leichter täuschen als der Sehsinn. Daher liegt die Wahrheit im Herzen. Das Herz ist der Ort, an dem wir uns selbst spüren, denn dort strömt das Blut zusammen. Je mehr wir in heutiger Zeit gefordert sind, intellektuell, also analytisch und abstrakt, zu denken, desto weiter weg kommen wir von der Stimme des Herzens und viele Menschen spüren diese innere Spaltung zwischen Gefühl und Verstand zunehmend. Trotz aller erfolgreichen Arbeit, trotz guten Wohlstandes, fehlt ihnen etwas Wesentliches, das sie nicht benennen können, was aber nichts anderes meint, als den Zugang zum wirklichen Leben selbst.

Wir haben ja gesagt, dass das Herz sinnbildlich für den Quell des Leben steht. Aus ihm heraus sprießt das neue Leben, der Spross. Das Zeichen des jungen Sprosses, des Astes oder Zweiges der Nachkommen bildet die Rune „Man“. In ihr wächst, verzweigt und vervielfältigt sich die Lebensenergie.

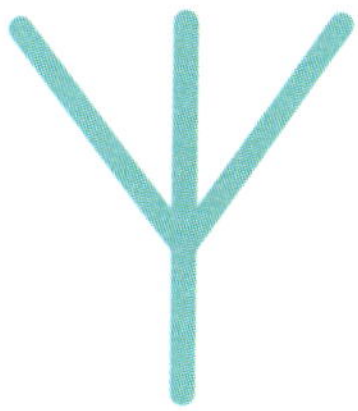

Abb. 36 Man-Rune

Sie bedeutet das „Menschliche“, den Menschen selbst, den jungen Gott und die Nachkommen. Aber sie steht auch in Verbindung mit Begriffen wie dem Sanskrit-Wort „manas“ (Bewusstsein, Denken, Verstand) und dem Lateinischen „manes“ (die Seelen). Es ist das Denken, das aus dem Herzen entspringt und von diesem beseelt wird. Das Herz führt das Denken und das Tun. Lateinisch heißt „Hand“ „manus“ und stets besaß die Hand der „Mutter“ (Priesterin, Seherin) ausstrahlende, heilende und segnende Kraft. Mit der Man-Rune vereinigt zeigt das Symbol des Herzens das Wiedererstehen des Lebens und Heils aus der Tiefe an, das seinen Segen hinausstrahlt.

Abb. 37 Altgermanische Ornamentik

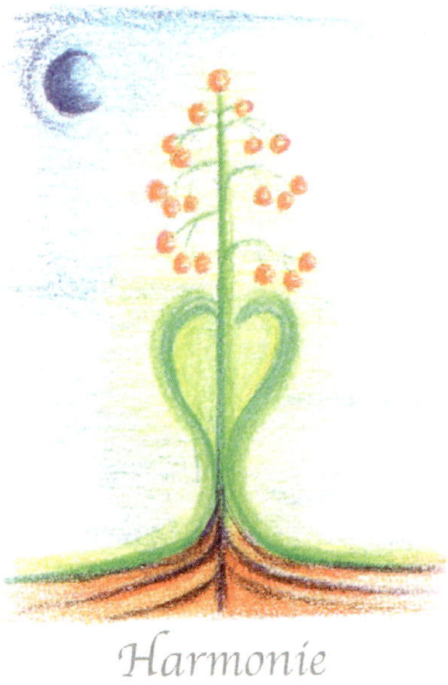

Abb. 38 „Welten- und Lebensbaum"
aus den Inspirationskarten

Das Herz ist das Gefäß, aus dem der Baum des Lebens und der Früchte entspringt und von daher mag es auch kommen, dass Liebende ein Herz in die Baumrinde ritzen. Der Baum lebt über viele Generation, d.h. ist „ewig" und lebendig, während das Leben des Menschen dagegen kurz bemessen ist.

6.1 Das Herz – eine „verstofflichte Sonne"

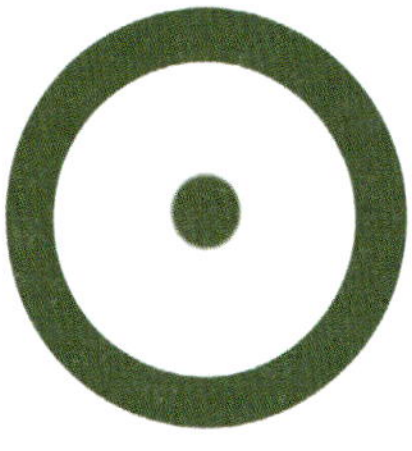

Abb. 39 Astrologisches Sonnensymbol

Das Herz ist das Zentrum des Menschen und in der Umgangssprache finden wir viele Beispiele, die diese tiefe Bedeutung des Herzens belegen. Beim Herzen geht es immer um das Zentrale eines Anliegens. Hier gibt es keine lauen Kompromisse, sondern es geht um das Ganze. „Es hüpft einem das Herz vor Freude, es fällt einem ein Stein vom Herzen, man ist von Herzen zugetan, sein Herzblut eingeben, im Herzen erschüttert sein, es blutet einem das Herz, mit dem Herzen bei der Sache sein", usw. Das Herz steht für die Ganzheit, Einheit, für das Zentrale und Ureigene in einem Wesen. Dem entspricht im kosmischen Sinne die Sonne, das Zentralgestirn, welches das Leben auf der Erde entscheidend lenkt und prägt. Die astrologische Zuordnung zwischen Sonne und Herz ist daher uralt. Im Körper betrachtet die Alchemie das Herz als Verstofflichung der Sonne.

> *Durch millionenfache Rotation um die Erde hat die Sonne in der Erde das Gold gesponnen. Die Sonne hat allmählich ihr Bild der Erde eingedrückt. Das ist das Gold. Die Sonne ist das Bild Gottes, das Herz ist das Abbild der Sonne im Menschen, wie das Gold in der Erde, auch als Deus terrenus (Erdengott) bezeichnet, und Gott wird im Golde erkannt.*
>
> Jung, C. G.,
> Psychologie und Alchemie

Die Sonne steht astrologisch für den unvergänglichen Wesenskern, für die unverwechselbare Individualität und für die belebende, d.h. positive Kraft. Sie repräsentiert die Ganzheit, die einheitliche Gesamtorganisation, der sich alle einzelnen Lebenseinheiten, Formen, Organe und Funktionen eines Wesens unterordnen. Die Sonne steht für „Leben" und „Wesen", ist das höchste, wertvollste Prinzip, das wir in einem Selbst finden. Sie ist der Kern und Drehpunkt, um den sich das Leben eines Wesens dreht. Aus diesem Kern heraus erschafft sich eine Seele ihre äußere Form, die mittels Geburt in die Welt tritt. Ein dreifacher Lebensfaden (Sanskrit: Sutratma) soll nach den indischen Überlieferungen die Seele und das Körper-Ich verbinden. Einer dieser Fäden wurzelt im Herzen. Daher hat die Sonne mit dem Ureigenen, mit der Authentizität eines Wesens zu tun, aber auch mit deren Eigenwillen, der Selbstmächtigkeit und in Folge davon mit Eigenverantwortung. Gäbe es diese solare Kraft nicht in uns, so könnten wir uns nicht als einmalige Wesenheit erschaffen und begreifen. Sonne und Herz verkörpern den unzerstörbaren Kern in uns, das, was uns zu einer Entität macht. Daher ruht in ihnen das Vertrauen in sich selbst und das Leben. Ist dieses stark, so finden sich Vitalität und Lebensfreude ein. Aus der Vitalität heraus erfolgen die schöpferischen Lebensprozesse und deren Regulierung, wie sie die Sonnenkraft dem Menschen in der Natur vorlebt.

Die Sonne hat mit dem Prinzip der Wertigkeit und Hierarchie zu tun, da sie für das irdische Leben alles organisiert und regelt. Daher wurde sie im Weltlichen zum Symbol für Könige und Priester, die über ihre Macht das Leben der anderen organisieren und lenken. Weil es so edel ist, wurde das Gold der Sonne als Metall zugeordnet. Gleich der Sonne, die unantastbar, unwandelbar und unerschütterlich in ihrem Lauf ist, ist Gold gegen die Einflüsse anderer Metalle immun. Nur einem Metall gelingt es, das Gold anzugreifen, nämlich dem Quecksilber. Quecksilber (lat. Mercurius) symbolisiert in der Alchemie den beweglichen Verstand, den Intellekt, was einen tiefen Blick auf unsere heutige Zeit wirft, auf das Verhältnis zwischen Herz (Sonne, Gold, Erleben) und Verstand (Merkur, Quecksilber, analytisches Denken). Die Überbetonung des rationalen, analytischen Denkens zerfrisst unsere innere Einheit, wenn nicht die Herzkraft der mächtige, lenkende Lebenspol bleibt. Das Einzelne bzw. viele Einzelteile verselbstständigen sich, wenn das lenkende Zentrum schwach ist und bedrohen so die Einheit, den Lebenskern. Gleichzeitig entstehen Beliebigkeit und Relativität, was Lebenskraft raubt. Wo die Sonnenkraft geschwächt ist, empfahl die Sympathiemedizin in alter Zeit das Tragen von Goldschmuck.

Aber noch eine weitere tiefe Verbindung steckt zwischen Sonne und Herz, nämlich das Thema Beziehung. Das Ich steht als Einheit und für sich, aber es könnte nichts bewirken in dieser Welt ohne Beziehung. Die Sonne kann in einem belebten Kosmos eigentlich nicht für sich existieren. Ihr Dasein wäre völlig sinnlos. Sie braucht ein Wirkungsfeld und das findet sich in der Erde und ihren Wesen. Deshalb sagte Goethe: „Wär nicht das Auge sonnenhaft, die Sonne könnt es nie erblicken...“

Daher stand die Sonne zwar für das Ego, die Individualität, gleichzeitig aber auch für Beziehung, Einheit und Integration. Selbsterkenntnis, Selbstmächtigkeit sind daher für eine Beziehung ebenso wichtig wie Beziehungsfähigkeit. Erst in der Findung des eigenen Ich kommen wir zur eigenen Wahrheit und Wirklichkeit und nur darauf lässt sich eine wirkliche Beziehung bauen. Hier kommt das Wechselspiel zwischen Herz-Erleben und Kopf-Denken erneut zum Ausdruck.

6.2 Das Herz in der Alchemie

In der Alchemie finden wir ebenfalls das Thema Herz, wobei hier wiederum die Zuordnung der Metalle und ihrer astrologischen Planeten eine wichtige Rolle spielt. Der „Löwe“ gilt als eine der Wandlungsstufen innerhalb des alchemistischen Werkes. Astrologisch regiert die Sonne, also das Gold, das Tierkreiszeichen des Löwen. Die sinnbildliche Aussage „Mit dem Herzen eines Löwen“, was bekanntlich großen Mut und große Stärke bezeichnet, dürfte der Volksmund aus der Alchemie übernommen haben.

Die Alchemisten sahen im Herzen eine dreifache Kraft wirksam:

1. Die lebendige Kraft des Herzens

Planet: Venus
Metall: Kupfer
Thema: Öffnung

Die Planetenkraft der Venus hat mit dem Prinzip der Offenheit und Empfänglichkeit zu tun. Ohne Empfänglichkeit des Herzens bliebe der Mensch ein in sich abgeschlossenes System, bliebe in seinen egoistischen Grundlinien stecken. In der Natur gibt es nur offene Systeme. Das Herz macht offen und schafft damit die Fähigkeit zur Einsicht und Weisheit. Venus ist die Vermittlerin zwischen Gott, Seele und Mensch. Gleichzeitig steht sie für Bindungsfähigkeit, Verbindung und Kontakt, alles Themen, bei denen sich Kupfer in der Behandlung als überaus wirksam erwiesen hat.

2. Die zentrale Kraft des Herzens

Planet: Sonne
Metall: Gold
Thema: Ich-Kraft

Schon zuvor haben wir etwas über die Beziehung Sonne-Gold-Herz gehört. Die Sonne symbolisiert die zentrale, tragende Kraft des Menschen, die ihn zur Selbstverwirklichung anregt. Der Leuchtkraft der königlichen Sonne wird das Gold gleichgesetzt. Gold ist an sich ein weiches Metall, ein Herz-Metall. Als der Mensch in seiner Entwicklung einst das „Goldzeitalter“ betrat, erschuf er Legierungen, die das Gold hart machten. Und damit begann die Ausbeutung der Erde. Die Stimme des Herzens wird übertönt durch den Machtanspruch und den unersättlichen Stolz des persönlichen Ich. Diese Stellung des Goldes wird in der Bibel beschrieben. Im Buch Daniel wird die Bildsäule Nebukadnezars erwähnt. Der Kopf der Säule war aus Gold, Brust und Arme von Silber, die Hüften aus Kupfer, die Beine aus Eisen, die Füße zum Teil aus Eisen und Ton. Ein Stein rollt gegen diese Säule und sie fällt um. Das Gold des Kopfes ist zu schwer, so dass die Säule keine Stabilität hat, denn das Zentrum des Goldes ist das Herz, nicht der Kopf. Nur dort wirkt es zentrierend und seelisch belebend. Im Kopf macht Gold den Menschen starr, eng und gierig. Interessant ist, dass die Alchemisten das kausallogische Denken dem Mercurius zuordneten, also dem Planeten Merkur mit seinem Metall Quecksilber. Quecksilber ist das einzige Metall, das Gold angreifen kann. Regiert also sozusagen der Kopf, so bedeutet dies, dass das Quecksilber das Gold des Herzens angreift. Eine Priorität des analytisch-kausal-logischen Denkens, also ein starkes Gehirn, bringt eine Schwächung des Herzens mit sich. Leitet dagegen das Herz das Denken, so entfaltet sich die wahre Größe des Goldes.

Gold geht im Gegensatz zu den anderen Metallen keine Verbindung ein. Wie auch die Sonne, kann Gold sich selbst genug sein. So ist die Schattenseite des Goldes die Isolation, Selbstüberhöhung und der Hochmut. Gold glänzt, möchte gesehen und wahrgenommen werden. Die goldene Farbe hat einen hohen Grad an Sättigung. Gold kann also Erhabenheit, Seelengröße und wahre Würde ausstrahlen, wie auch das Gegenteil.

3. Die seelische Kraft des Herzen

Planet: **Saturn**
Metall: **Antimon**
Thema: **Spirituelles Erwachen, die innere Stimme**

Antimon gehört sowohl zur Sonne als auch zum Saturn. Es verhilft dazu, das Gold aus dem Silbererz freizumachen. Paracelsus galt das Antimon als größtes und geheimnisvollstes Heilmittel, das sich aber nur dem erschließt, der spirituell erwacht ist. Dem Uneingeweihten wirkt es als schweres Gift. Saturn ist von zweischneidiger Kraft, je nachdem, wie man ihm begegnet. Den einen gilt er als Tod, Hüter der Schwelle und Bringer schweren Schicksals, den anderen steht er für Lebenschancen, Prüfungen und Wachstum, an deren Ende wirkliche tiefe Erkenntnis und Weisheit stehen kann. Wer die Kraft des Saturns nicht annehmen kann, dem erscheint er als Zwang, Schmerz und Pein. Saturn soll dem Menschen helfen, alte Pfade, die nicht mehr lebensfähig und regenerierbar sind, abzulösen, damit Neues erwachsen kann. Saturn fordert radikale Lebenswende, Einsicht und spirituelle Weiterentwicklung. Wer auf die Stimme seines Herzens hören lernt, dem erschließen sich die großen Gaben des Saturn und seines Metalls.

Drei der Metalle des Herzens sind heute noch therapeutisch, meist homöopathisch, im Einsatz, nämlich Antimon, Kupfer und Gold (Antimonium crudum, Cuprum und Aurum). Nach den Alchemisten schafft es aber nur das Gold, die Seele eines Menschen zu heilen. Scheitert ein Mensch in seinem Leben, leidet er unter Gewissens- und Schuldkonflikten, unter Depressionen und Auflösungstendenzen seines Ich, so ist Gold angebracht. Betrachten wir nochmals die drei Themen der Herz-Metalle.

Kupfer	Öffnung, Kontaktaufnahme, Liebe, Verbindung, Extroversion, Dur-Tonarten
Gold	Mitte, Zentrierung, Stabilisierung, Verwirklichung des innersten Ich, harmonischer Wechsel von Dur- und Moll-Tonarten
Antimon	Hören auf die innere Stimme, seelische Verwandlung, Introversion, Moll-Tonarten

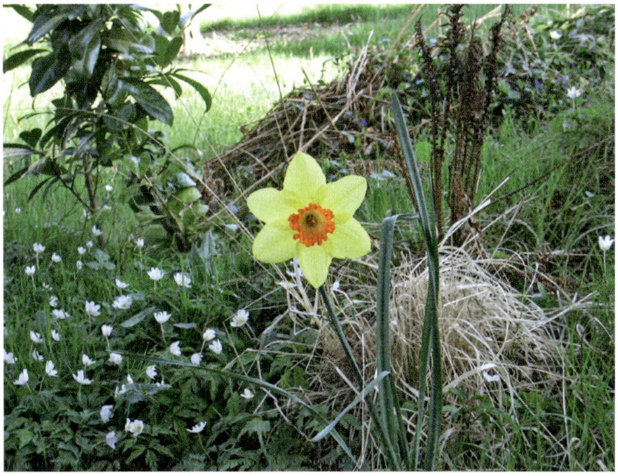

Vollendete harmonikale Ordnung im Wirrwarr der Phänomene

Kurse der Autorin

- Medial- und Heilerschulung und Gesundheitstage gemeinsam mit Harald Knaus
- Miasmische Homöopathie
- Bewegungskunst und Aufstellung der seelischen Tafelrunde

  Infos: www.inroso.com

Publikationen der Autorin bei Edition Elfenohr und Amazon

Rhythmische Hormontherapie für Mensch und Tier mit homöopathischen Komplexmitteln. Edition Elfenohr

Tafelrunde – der spielerische Weg zur Integrierten Persönlichkeit. Amazon 2015 und Edition Elfenohr 2017

Bewegungskunst – mit Tanzsack und Isis-Wings. Amazon 2015 und Edition Elfenohr 2017

Karma – der Weg des freien Willes, Cakra – das Körper-Geistbewusstsein. Amazon 2016 und Edition Elfenohr 2017

Die Surrogat-Balance. Edition Elfenohr 2017 und Amazon 2018

Mit 15 Mudras zu Erfolg und Gesundheit. Kartenset mit 15 Karten. Edition Elfenohr 2015

Sonnen-, Mond- und Erdatem. Edition Elfenohr 2015 und Amazon 2017

Der Weg der Einfachheit – Bonpu-Zen. Edition Elfenohr 2017

Gesund bleiben, gesund werden – Tipps für jede Lebenslage. Edition Elfenohr 2018 und Amazon 2018

Erfolg durch Präsenz – über den Mut vorne zu stehen. Edition Elfenohr 2018 und Amazon 2018

Cakra-Klang, der auditive Weg der Bewusstseinserweiterung, Edition Elfenohr 2018

Aura- und Energiearbeit mit Tieren. Edition Elfenohr 2018

Tierkinesiologie. Edition Elfenohr 2018 und Amazon 2018

Ganzheitliche Vogeltherapie. Edition Elfenohr und Amazon 2019

Die spirituelle Bedeutung der Homöopathie. Edition Elfenohr 2018

Das Gesundheitsorakel. Edition Elfenohr 2018 und Amazon 2018

Lust auf Fasten, gemeinsam durch dick und dünn. Edition Elfenohr und Amazon 2018

Fit und gesund mit dem E-Bike. Edition Elfenohr 2018 und Amazon 2018

Die Atemkunst des Prāṇāyāma-Yoga, eine moderne Schulung von Körper und Geist. Edition Elfenohr 2018 und Amazon 2018

Der Miasmentest, Arbeitsbuch und 16 Testtafeln. Edition Elfenohr 2018

Oleander torimaki – die Blume von Hiroshima. Edition Elfenohr und Amazon 2019

Homöopathische Arzneien aus miasmatischer, konstitutioneller, organotroper Sicht. Edition Elfenohr 2019

Sauer macht lustig- die Heilkraft der Säuren. Edition Elfenohr 2019

Technische Strahlenbelastung und ihre ganzheitliche Behandlung. Edition Elfenohr und Amazon 2019

Digitale Strahlenbelastung und wie wir gesund bleiben. Edition Elfenohr und Amazon 2019

7 Power-Kuren. Edition Elfenohr und Amazon 2020

Discografie von Rosina Sonnenschmidt und Harald Knauss

- CD „Alphareisen", geführte Mediationen zur Selbstheilungserfahrung
- Übungs-CD 1 und 2 Musik für rhythmische Atem-, Drüsen- und Körperklangübungen
- CD „Going Far East" New-Age-Kompositionen von Harald Knauss und musiziert mit seinem Ensemble „Nature´s Voice"
- Vol. 1 Musik der spanischen und englischen Renaissance. Querschnitt durch Konzerte von 1938 – 1992
- Vol. 2 Italienischer Frühbarock. Sampler des Sephira-Ensembles
- Vol. 3 Virtuose Musik des Jugendstils. Live-Konzert vom 15.8.1993, mit Werner Genuit
- Vol. 4 Musik aus 3 Jahrhunderten, Harald Knauss spielt, Laute, Theorbe, Barock- und Biedermeiergitarre
- Vol. 5 Musik zur Unterhaltung , Kompositionen und Arrangements von Harald Knauss
- Vol. 6 Devasangīta – Göttergesänge. Kompositionen von Harald Knauss

Bestellung bei: www.inroso.com/shop

Literaturverzeichnis

Aeppli, August: Lebensordnungen, Emil Oesch Verlag 1944

Barral, Jean-Pierre und Mercier, Pierre: Lehrbuch der Viszeralen Osteopathie, Band 1, 2. Auflage, Urban&Fischer 2005

Bäuerle, Emil Aurelius: Lebensschwung aus bewusster Atmung, Lebensweiser Verlag 1951

Bossinger, Wolfgang und Eckle, Raimund: Schwingung und Gesundheit, Traumzeit-Verlag 2008

Bavastro, Paolo und Kümmell, Christoph: Das Herz des Menschen, Verlag Freies Geistesleben 1999

Bindel, Ernst: Die Zahlengrundlagen der Musik im Wandel der Zeiten, 2. Auflage Verlag Freies Geistesleben 1985

Biochemischer Verein Zürich: Mineralstoff-Therapie nach Dr. med. Schüssler, 3. Auflage, Verlag Contra Point, London 2005

Bircher-Benner, Max: Ordnungsgesetze des Lebens, Bircher-Benner Verlag 2005

Bischof, Marco: Biophotonen, Zweitausendeins, Frankfurt 1996

Bohm, Werner, Die Wurzel der Kraft, O.W. Barth Verlag 1982

Boericke, William: Handbuch der homöopathischen Arzneimittellehre, 2. Auflage, Narayana Verlag 2008

Boger, C.M.: Synoptic Key, Narayana Verlag 2002

Brazzo, Marco: Viszerale Automobilisation, Verlag Urban&Fischer 2004

Breindl, Ellen: Das große Buch der heiligen Hildegard von Bingen, Weltbild Verlag 1992

Budwig, Johanna: Öl-Eiweiß-Kost. Sensei Verlag 2002

Deutsche Heilpraktiker Zeitschrift, Zeit und Rhythmus, Sonntag Verlag 6/2007

Faller, Adolf: Der Körper des Menschen, Dtv Verlag 11. Auflage 1988

Farrington, E.A.: Vergleichende Arzneimittellehre, Narayana Verlag 2009

Feichtinger, Thomas, Mandl, Elisabeth und Niedan, Susana: Handbuch der Biochemie nach Dr. Schüßler, Haug Verlag 2002

Felber, Rosmarie, Reinhold, Susanne und Stückert, Andrea: Musiktherapie und Gesang, Verlag Freies Geistesleben 2000

Fürer, Walter: Naturheilkunde kurz und bündig Sanamin Verlag 2002

Gaudszun, Lilo: Was Herz und Seele wärmt, Aurum Verlag 1997

Gleditsch, Jochen M.: Reflexzonen und Somatotopien, WBV, 6. Auflage, Biologisch-Medizinische Verlagsgesellschaft 1996

Goethe, Johann Wolfgang von: Werke in vier Bänden, Manfred Pawlak Verlagsgesellschaft o.J.

Haase, Rudolf: Aufsätze zur Geschichte der Harmonik, Schriften über Harmonik Nr. 11, Bern 1984

Haase, Rudolf: Die harmonikalen Wurzeln der Musik, Hans-Kayser-Institut für harmonikale Grundlagenforschung, Wien 1969

Hess, Jürg: Numerologie Grundlagen, Seminarskript von 2009

Hildegard von Bingen: Heilkunde, Otto Müller Verlag 1981

Holler, Winfried: Ich bin gesund mit frischen Säften, Winfried Holler Verlag 2007

Holtzapfel, Walter: Im Kraftfeld der Organe, 5. Auflage, Verlag am Goetheanum 2004

Huibers, Jaap: Kräuter für das Herz, 2. Auflage, Aurum Verlag 1979

Husemann, Armin J.: Der musikalische Bau des Menschen, Verlag Freies Geistesleben 1989

Iyengar, B.K.: Licht auf Pranayama, 2.Auflage, O.W. Barth Verlag 1992

Johari, Harish, Das große Chakra-Buch. Bauer Verlag 1979

Jung, C. G.: Psychologie und Alchemie, Rascher Verlag, Zürich 1944

Kaptschuk, Ted. J.: Das große Buch der chinesischen Medizin, 10. Auflage, O.W. Barth Verlag 1996

Kern, Peter: Der Biokonflikt, Österreichisches Literaturforum, Kremser Wissenschaftliche Reihe 4, Krems 2003

Keymer, Martin und Schmedtmann, Norbert O., Bioenergie-Therapie, Jopp Oesch, Zürich 2005

Keymer, Martin und Bressendorf, Otto von: Die Geheimnisse der Rhythmik des Lebens und des Universums, Dermatologisches Privatinstitut Martin Keymer, Preetz 2006

Kindersley, Dorling: Der menschliche Körper, Otto Maier Verlag, Ravensburg 1993

Knauss, Harald und Sonnenschmidt, Rosina: Homöopathische Heilungsprozesse im Spiegel des Gartens, Sonntag Verlag, Stuttgart 2004

Knauss, Harald und Sonnenschmidt, Rosina: Die zwölf Tore der Heilung, Heilwerden und gesund bleiben im Jahreslauf, Homöopathic&Symbol Verlag, Berlin 2005

Köhler, Bodo: Grundlagen des Lebens, Videel, Niebüll 2001

Kratky, Karl W., Komplementäre Medizinsysteme, Ibera Verlag 2003

Leibold, Gerhard: Saftfasten macht leicht, Jopp Oesch Verlag 2005

Leonhardt, Helmut: Taschenatlas der Anatomie, Band 2, Innere Organe, 6. Auflage, Thieme Verlag, 1991

Marty, Jo: Mineralstoff-Therapie nach Dr. med. Schüssler, Contra Point Publish, London 2005

Mayr, Franz Xaver: Blut- und Säftereinigung, 22. Auflage, Haug Verlag 2005

Morrison, Roger: Handbuch der Pathologie zur Homöopathischen Differentialdiagnose, Kai Kröger Verlag, Großwittensee 1999

Neimann, Halima: Grüne Lebenselixiere, Fürhoff Verlag 1999

Nöcker, Rose-Marie: Das große Buch der Sprossen und Keime, 8. Auflage, Heyne Verlag 2006

Oschman, James L.: Energiemedizin, Urban&Fischer, München 2006

Pabst, G. (Hrsg.): Köhler´s Medizinal-Pflanzen, Verlag Gera-Untermhaus 1887

Pelikan, Wilhelm: Sieben Metalle, Verlag am Goetheanum, Dornach 1981

Pfrogner, Hermann: Die sieben Lebensprozesse, Verlag Die Kommenden, Freiburg 1978

Putz, R. und Pabst, R. (Herausgeber): Sobotta, Atlas der Anatomie des Menschen, Band 1 und 2, 22.Auflage, Urban&Fischer 2006

Richter, Isolde: Lehrbuch für Heilpraktiker, 4. Auflage, Urban&Fischer 2000

Schöffler, Heinz Herbert: Die Zeitgestalt des Herzens, Verlag Freies Geistesleben 1975

Schulze, Werner: Schriftenreihe des Arbeitskreises für Harmonikale Therapie München, Heft 1/1986

Selg, Peter: Mysterium cordis. Verlag am Goetheanum 2003

Simonson, Barbara: Gerstengrassaft, Windpferd Verlag 2000

Simonson, Barbara, Heilkraft der Tropen, Integral Verlag 2008

Sonnenschmidt, Rosina, Knauss, Harald und Krüger, Andreas: Die Kunst zu heilen, Verlag Homöopathie&Symbol, Berlin 2003

Sonnenschmidt, Rosina und Knauss, Harald: Autopathie – Das Auto aus heiterer und homöopathischer Sicht, Narayana Verlag 2009

Sonnenschmidt, Rosina und Knauss, Harald: Tiermittel in der Homöopathie, Sonntag Verlag, Stuttgart 2007

Sonnenschmidt, Rosina: Der Miasmen-Test. Verlag Homöopathie&Symbol, Berlin 2008

Sonnenschmidt, Rosina: Exkarnation – Der große Wandel, Verlag Homöopathie&Symbol, Berlin 2002

Sonnenschmidt, Rosina: Heilkunst und Humor, Verlag Homöopathie&Symbol, Berlin 2004

Sonnenschmidt, Rosina: Ich mach was draus – kleines Alltagsorakel für Patienten, VAK Verlag, Freiburg 1998

Sonnenschmidt, Rosina: Miasmatische Krebstherapie. Verlag Homöopathie&Symbol, Berlin 2008

Sonnenschmidt, Rosina: Miasmen und Kultur – Krankheit und Heilung aus kulturhistorischer und homöopathischer Sicht, Verlag Homöopathie&Symbol, Berlin 2007

Sonnenschmidt, Rosina: Radionischer Energietest, Narayana Verlag 2008

Sonnenschmidt, Rosina: Schriftenreihe „Organ – Konflikt – Heilung“, Band 1 „Blut – flüssiges Bewusstsein“, Narayana Verlag 2009

Sonnenschmidt, Rosina, Schriftenreihe „Organ – Konflikt – Heilung“, Band 2 „Leber und Galle – erworbene Autorität“, Narayana Verlag 2009

Sonnenschmidt, Rosina: Schriftenreihe „Organ – Konflikt – Heilung“, Band 3 „Verdauungsorgane – der Weg zur Mitte“, Narayana Verlag 2009

Sonnenschmidt, Rosina: Schriftenreihe „Organ – Konflikt – Heilung“, Band 4 „Das Atemsystem – Leben und Bewusstsein“, Narayana Verlag 2009

Sonnenschmidt, Rosina: Schriftenreihe „Organ – Konflikt – Heilung“, Band 5 „Niere und Blase - Basis der Selbstverwirklichung“, Narayana Verlag 2009

Sonnenschmidt, Rosina: Wege ganzheitlicher Heilkunst, Anamnese-Diagnose-Heilung, Sonntag Verlag 2005

Steiner, Rudolf: Die Welt der Vögel, Rudolf Steiner Verlag 2007

Thürkauf, Max: Harmonik als Grundlage einer erneuerten Naturwissenschaft, Schriften über Harmonik Nr. 8, Bern 1982

Walker, Norman: Frische Frucht- und Gemüsesäfte, Goldmann Verlag, München 1995

Weiers, Hans: Naturgerechte physikalische Therapie, Haug Verlag 1981

Wolfrum, Christine: Weizengras, Gräfe&Unzer Verlag 1998

Zee, Harry van der: Die Geburt, eine Reise durch die Miasmen, Sonntag Verlag 1999

Vita von HP Dr. phil. Rosina Sonnenschmidt

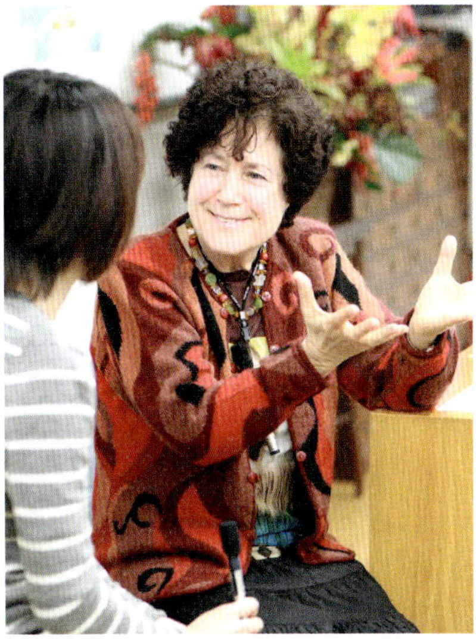

- Ab 1965 Musikstudium, Orientalistik
- 1972/73 und 1978/79 Feldforschung in Nordindien
- 1977 Promotion in Musikethnologie, Indologie, Ägyptologie
- 1972-1984 regelmässige Redaktionelle Hörfunkarbeit im WDR, SDR und SWF zum Thema „Musikethnologie“
- 1980-1998 Sängerin des Sephira-Ensembles mit vielen CD-, Funk- und Fernsehaufnahmen.
- 1990-1992 Ausbildung in Kinesiologie (TFH Instructor, Three-In-One-Facilitator)
- Ab 1990 Einführung der ganzheitlichen Vogelheilkunde mit zahlreichen Fachpublikationen.
- 1994 Entwicklung und Einrichtung der WINGS® Tierkinesiologie für Tierärzte
- 1996-2002 Guest lecturer in den USA, in Kanada, England, Schweiz und Österreich für Tiermediziner (IVAS, AHVMA, BVMA)
- Seit 1998 Ausbildung der Tierärzte in WINGS® Tierkinesiologie unter der Schirmherrschaft der GGTM (Gesellschaft für Ganzheitliche Tiermedizin)
- 1973-1985 Schülerin der Zen-Meisterin Kôun-An Dôru Chicô Rôshi (Brigitte D´Ortschy)
- Seit 1984 Medial- und Heilerschulung bei Margaret Pearson, Mary Duffy, Ray Williamson, Chris Batchelor, Tom Johanson in England und Deutschland
- 1986-1994 Privatstudium in Homöopathie mit dem Schwerpunkt der Miasmen
- 1994-1999 Ausgewählte Seminare bei Dr. Mohinder Jus in der Schweiz und Andreas Krüger in Deutschland
- Seit 1994 zusammen mit Harald Knauss Leitung der Medial - und Heilerschulung
- Seit 1999 Naturheilpraxis für Homöopathie
- 2006, 2009, 2010, 2016 und 2019 Einladung zur Kaiserlichen Homöopathiegesellschaft in Tokyo (Japan)
- 2009 Ehrenmitglied der Kaiserlichen Homöopathiegesellschaft Japan
- 2010 Ehrung für den spirituellen Ansatz in der Therapie von „The Japan Royal Academy of Homoeopathy“ in London

Autorin vieler Fachbücher zum Thema Homöopathie und Heilkunst

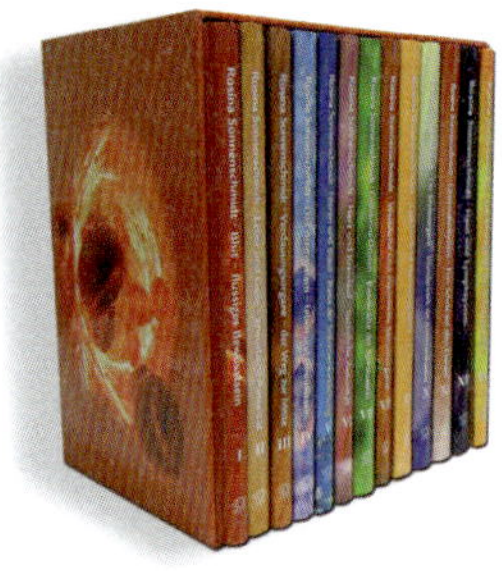

Set der Schriftenreihe Organ – Konflikt – Heilung

Das Set kostet nur € 365 (statt 12 x € 34 = € 408).

Die Schriftenreihe besteht aus 12 Bänden, wobei jeder Band ein Organsystem behandelt: ***Band 1:*** Blut – flüssiges Bewusstsein, ***Band 2:*** Leber und Galle – erworbene Autorität, ***Band 3:*** Verdauungsorgane – der Weg zur Mitte, ***Band 4:*** Atemorgane – Leben und Bewusstsein, ***Band 5:*** Nieren und Blase – Basis der Selbstverwirklichung, ***Band 6:*** Herz und Kreislauf – natürliche Autorität, ***Band 7:*** Endokrine Drüsen – Basiskräfte der Spiritualität, ***Band 8:*** Weibliche und männliche Geschlechtsorgane – Selbstverwirklichung, ***Band 9:*** Gehirn und Nervensysteme – Blüte der Spiritualität, ***Band 10:*** Sinnesorgane – Wunderwerk der Kommunikation, ***Band 11:*** Gliedmaßensystem - Fort-Schritt auf allen Ebenen, ***Band 12:*** Haut und Lymphsystem – Bastionen der Immunkraft.

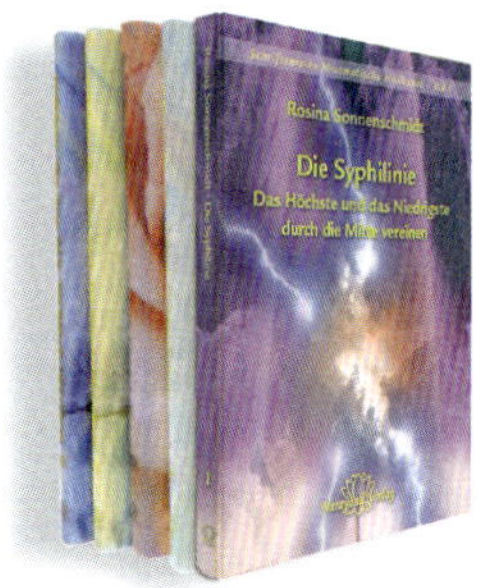

Schriftenreihe Miasmatische Heilkunst

Das Set kostet nur 5 x € 31,40 = € 157 (statt 5 x € 34 = € 170)

In der neuen Buchreihe „Miasmatische Heilkunst“ steht die praktische Umsetzung miasmatischer Erkenntnisse in den Praxisalltag im Zentrum. In jedem der 5 Bände wird jeweils ein Miasma ausführlich besprochen.

Viele Heilungsberichte von Kolleginnen und Kollegen, illustriert durch Malereien und Zeichnungen von Kindern und Erwachsenen, geben Einblick in den kreativen Umgang mit der Miasmatik. Die Beispiele machen Mut und motivieren andere Kollegen, auch bei schweren Pathologien der Kraft der Homöopathie zu vertrauen.

Band 1: Die Syphilinie – das Höchste und das Niedrigste durch die Mitte vereinen.
Band 2: Die Karzinogenie – der Weg aus der Starre
Band 3: Die Sykose – in die Mitte zurückkehren und das Maß finden.
Band 4: Die Tuberkulinie – das Echte vom Unechten unterscheiden.
Band 5: Die Psora – die Kraft der Beziehungsfähigkeit erlangen.

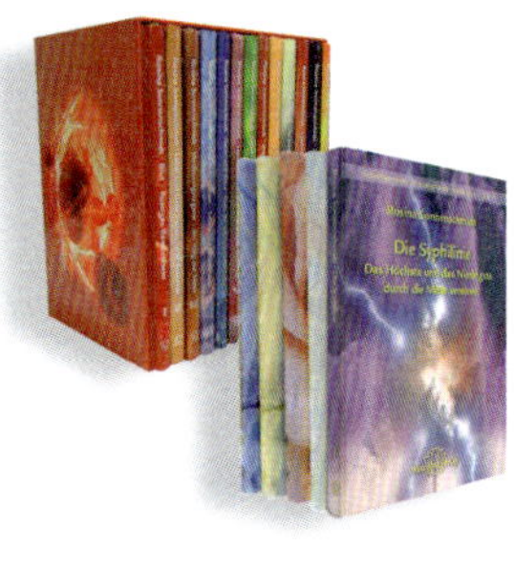

Komplettset der Schriftenreihen Organ-Konflikt-Heilung UND Miasmatische Heilkunst in 17 Bänden

Beide Schriftenreihen zusammen für insgesamt nur € 499.- bis zum Erscheinen aller Bände (statt € 578.-).

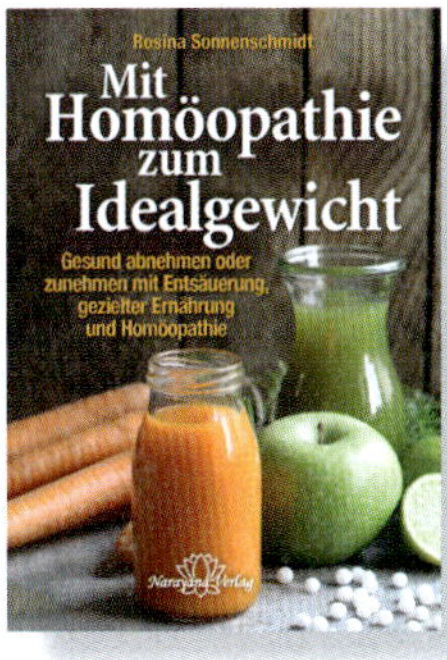

Mit Homöopathie zum Idealgewicht

Gesund abnehmen oder zunehmen mit Entsäuerung, gezielter Ernährung und Homöopathie

200 Seiten, geb., € 34.-

Bei Übergewicht empfindet man sich unbewusst als zu leicht. Es mangelt an Erdung und man beschwert sich mit materieller Nahrung. Bei Untergewicht nimmt man sich als zu schwer wahr und erleichtert sich durch Verzicht auf Nahrung. Rosina Sonnenschmidt versteht es, eine versöhnliche Haltung des Lesers zu sich selbst anzuregen und stellt die Neigung zu viel oder zu wenig zu essen in einem ganzheitlichen Behandlungskonzept vor. Dabei bilden Basistherapien mit Darmsanierung, Entsäuerung, rhythmischen Atemübungen und Hautpflege das Fundament. Darauf baut die Haupttherapie mit Ernährung und Homöopathie auf.

Eindrückliche Fallbeispiele dokumentieren, wie erfolgreich dieses Konzept ist. Ein bahnbrechendes Werk, das sich erfrischend von bisheriger Literatur abhebt. Es geht weit über Diätempfehlungen hinaus und macht dem Leser Mut, sich selbst zu verstehen und mit Begeisterung die Heilung selbst in die Hand zu nehmen.

Ein bahnbrechendes Werk, das sich sowohl an Therapeuten als auch an Betroffene richtet. Es hebt sich erfrischend von bisheriger Literatur ab, geht weit über Diätempfehlungen hinaus und macht dem Leser Mut, sich selbst zu verstehen und mit Begeisterung die Heilung selbst in die Hand zu nehmen.

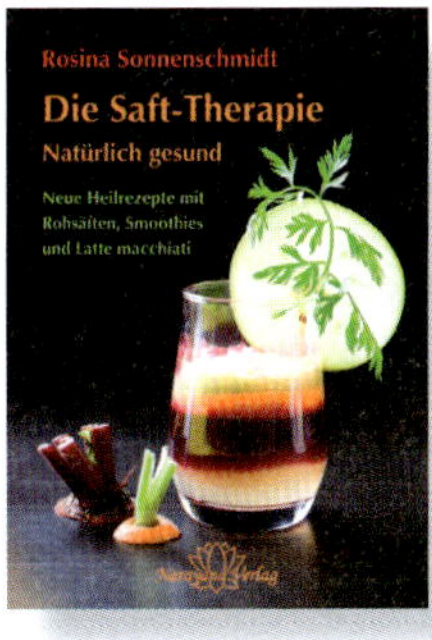

Die Rohsaft-Therapie

Frucht- und Gemüsesäfte, Smoothies und Latte macchiatos

168 Seiten, geb., € 29.50

Frische Obst- und Gemüsesäfte sind gesund. Wie können wir diese jedoch gezielt als Heilmittel bei Krankheiten einsetzen?

Die beliebte Autorin und Heilpraktikerin Rosina Sonnenschmidt verfügt über langjährige Erfahrung mit der Heilkraft von Säften bei den großen Krankheiten der heutigen Zeit. In Ihrem Werk erläutert sie detailliert, wie Rohsäfte, Smoothies und die innovativen Latte macchiati optimal zur Vorbeugung und Unterstützung der ganzheitlichen Therapie eingesetzt werden können.

Rohsäfte regen den Leber-, Nieren- und Hautstoffwechsel an, aktivieren das Drüsen- und Nervensystem und befreien aus der Regulationsstarre. Obstsäfte helfen beim Entsäuern und Entschlacken. Gemüsesäfte bauen den entkräfteten Organismus auf. Der therapeutische Einsatz von Milchschaumgetränken – der Latte macchiati – wurde von Rosina Sonnenschmidt neu entwickelt. Diese stießen bei ihren Patienten auf große Begeisterung. Die Latte-macchiato-Säfte verbessern die Aufnahme von fettlöslichen Vitaminen und machen auch Sellerie- oder Spinatsaft zu einem Genuss.

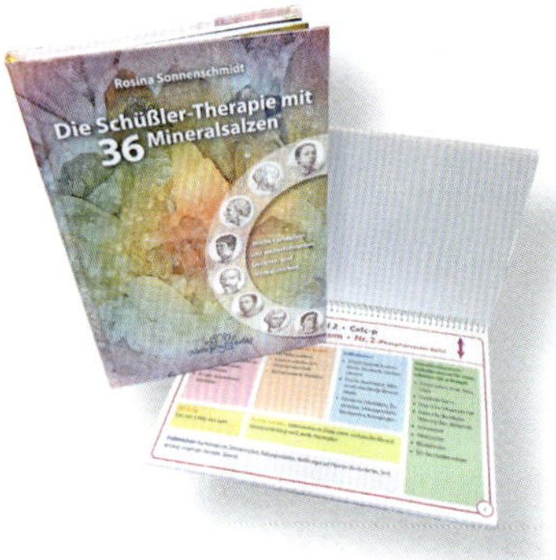

Die Schüßler-Therapie mit 36 Mineralsalzen

180 Seiten, 2 Bände (Lehrbuch mit Farbtafelnbeiheft), € 49.-

Die Schüßler-Salze zählen auch 140 Jahre nach ihrer Entdeckung zu den beliebtesten naturheilkundlichen Therapien.

Rosina Sonnenschmidt hat langjährige Erfahrung mit den Schüßler-Salzen und vermag, diese in lebendiger und übersichtlicher Form darzustellen. Neben den klassischen Salzen 1–12 erläutert sie erstmals auch die Gesichts- und Körperzeichen der weniger bekannten Salze 13–27. Als Neuheit beschreibt sie weitere neun Salze, die sich bei ihr in der Praxis als sehr nützlich erwiesen haben und für die heutige Zeit besonders wichtig sind. Somit steht erstmals ein erweitertes Sortiment von 36 der wichtigsten Mineralsalze für eine differenzierte Therapie zur Verfügung.

Besonders hilfreich sind die 36 großen Farbtafeln im Beiheft, welche auf einen Blick für jedes Mineralsalz die Hauptpunkte, wichtige Zusammenhänge und Unterschiede zu anderen Salzen zeigen.

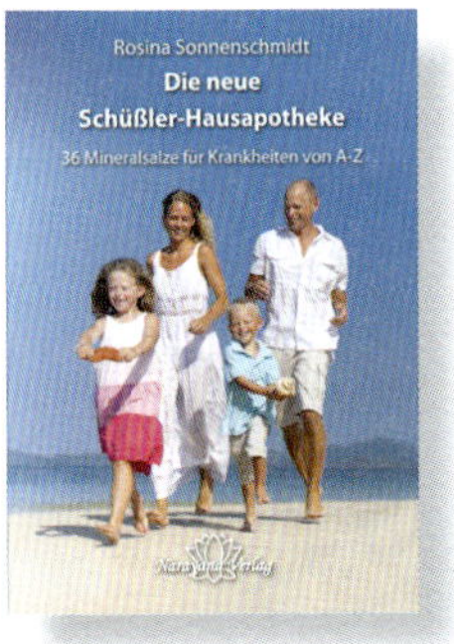

Die neue Schüßler- Hausapotheke

36 Mineralsalze für Krankheiten von A-Z

180 Seiten, geb., € 24.-

Schüßler-Salze erfreuen sich ungebrochener Beliebtheit. Jedoch sind wir heute anders krank als früher und brauchen daher auch andere Arzneien. So hat sich auch das Spektrum der Schüßler-Mineralsalze um Substanzen erweitert, die zum Teil nur in Spuren in unserem Organismus vorkommen, aber enorm wichtig für die Synergien unseres Organismus sind.

Rosina Sonnenschmidt hat diese neuen Salze wie Germanium oder Molybdän mit großem Erfolg in die heutige Behandlung eingeführt.

In dem Handbuch für den Hausgebrauch erläutert sie erstmalig bewährte Rezepturen mit den zwölf alten und den 24 neuen Schüßler-Mineralsalzen. Dabei gibt sie Hilfestellung bei den wichtigsten Beschwerden von A-Z: von Abmagerung, Akne und Asthma über Durchfall, Fettsucht, Haarausfall und Heuschnupfen bis zu Konzentrationsproblemen, Kopf- und Rückenschmerzen, Schwerhörigkeit und Zahnschmerzen. Viele Tipps aus der Naturheilkunde runden die Behandlung ab und regen an, sich und die Familie selber zu heilen.

Erstmalig führt die beliebte Autorin in diesem Werk auch die sieben Konstitutionstypen bei der Behandlung mit Schüßler-Salzen ein. Anhand der Beschreibung kann jeder leicht seinen Typ bestimmen und lernen, welche Mineralsalze für ihn besonders wichtig sind und auf was er bei Ernährung und Lebensführung besonders achten sollte. Ein wertvoller Ratgeber, der für die ganze Familie viele bewährte und neue Behandlungstipps gibt.

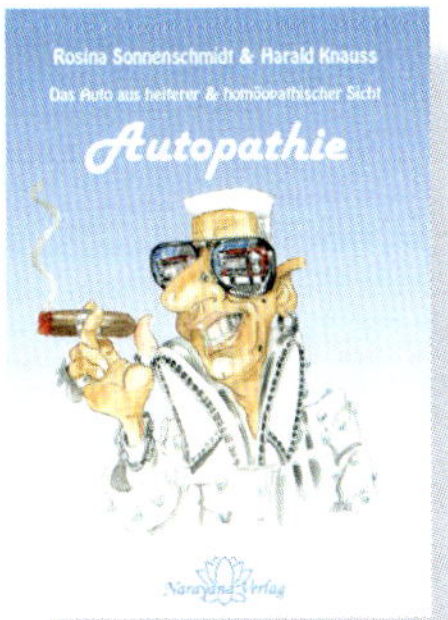

Rosina Sonnenschmidt und Harald Knauss

Autopathie – Das Auto aus heiterer und homöopathischer Sicht

Illustriert mit treffenden Cartoons

192 Seiten, geb., € 27.-

In witziger und tiefsinniger Weise geben die zwei beliebten Autoren Rosina Sonnenschmidt und Harald Knauss eine Einführung in die homöopathische Welt des Autos. In der Anamnese kann das Auto – sofern man danach fragt – einen ungeahnt hohen Stellenwert einnehmen. Häufig fällt es jedoch schwer, dies für die Mittelwahl zu nutzen. Das vorliegende Werk schließt somit eine Lücke auf einem Gebiet, das in der modernen Zeit von großer Aussagekraft sein kann.

Es ist ein vergnügliches Werk – für den Homöopathen wie auch für jeden Autofahrer. Viele der Verhaltensweisen rund ums Auto sind im Alltag so selbstverständlich geworden. Die beiden Autoren hinterfragen diese jedoch schonungslos. Sie verstehen es, diese Thematik mit Humor zu würzen und jeden einzuladen, sich in den Cartoons und Autotypen wiederzufinden.

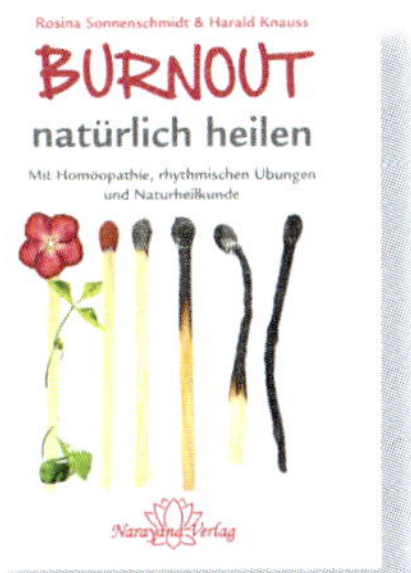

Rosina Sonnenschmidt und Harald Knauss

Burnout natürlich heilen

Mit Homöopathie, rhythmischen Übungen und Naturheilkunde

320 Seiten, geb., € 34.-

Bei schweren chronischen Krankheiten wie Burnout bedarf es eines ganzheitlichen Therapiekonzepts. Die beiden beliebten Autoren Rosina Sonnenschmidt und Harald Knauss zeigen praktisch und verständlich den Weg aus der Krankheit. Dies fängt an mit aktivem Umdenken und Änderung des Lebensstils. Besonders wichtig sind hierbei der Lebensrhythmus mit schöpferischen Pausen, Zeiten der Stille, der Mut zur Unvollkommenheit und der richtige Umgang mit der Zeit. Rhythmische Übungen spielen herbei eine große Rolle.

Homöopathische Arzneien sind ein weiterer Meilenstein beim Heilungsprozess. Rosina Sonnenschmidt gibt hierbei wertvolle Tipps – von ungewöhnlichen Schlangenmitteln, Lanthaniden, pflanzlichen Arzneien und Schüßler-Salzen. Naturheilkundliche Mittel wie Heilkräuter, Aromaöle und Baumessenzen leisten ebenfalls eine wichtige Hilfe beim Weg aus dem Burnout.

Eindrückliche Fallberichte u.a. von Geschäftsleuten, Künstlern und Therapeuten runden das Werk ab. Ein Buch, das Mut macht, sein Schicksal selbst in die Hand zu nehmen und den Weg zu Gesundheit, Kraft und Ausgeglichenheit wiederzufinden.

Narayana Verlag

Blumenplatz 2, D-79400 Kandern
Tel: +49 7626-974970-0, Fax: +49 7626-974970-9
info@narayana-verlag.de

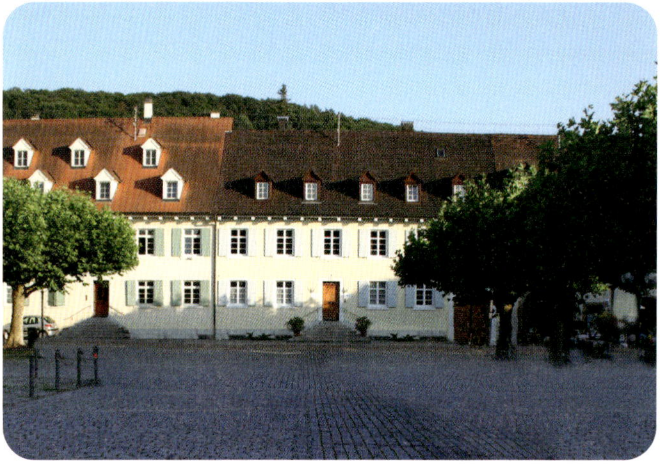

Im Narayana Webshop

www.narayana-verlag.de

finden Sie nahezu alle deutschen und eine umfangreiche Auswahl an englischen Werken zu Homöopathie, Naturheilkunde und gesunder Lebensweise. Zu jedem Titel gibt es aussagekräftige Leseproben.

Auf der Webseite gibt es kontinuierlich Neuigkeiten zu aktuellen Themen, Studien und Seminaren mit weltweit führenden Homöopathen sowie einen Erfahrungsaustausch bei Krankheiten und Epidemien.

Ein Gesamtverzeichnis ist kostenlos erhältlich.